U0122293

本草古典医籍精选导读

读经典 做临床系列

颜旭 陈俊 于永明 吴瑞 主编

中国健康传媒集团
中国医药科技出版社

内 容 提 要

　　本书为《读经典　做临床系列》丛书之一。本书选取不同时期的本草经典著作，即《神农本草经》《炮炙大法》《本草备要》3本本草古籍原文，带领读者沿着本草学的发生发展脉络，追本溯源，了解中药药性、功用、炮制等方面的知识，让读者于临证使用中药时能更为得心应手。

　　本书适合中医药临床、教学、科研人员参考，也可供中医药爱好者参阅。

图书在版编目（CIP）数据

本草古典医籍精选导读/颜旭等主编 . —北京：中国医药科技出版社，2024.3
（读经典　做临床系列）
ISBN 978 – 7 – 5214 – 4442 – 1

Ⅰ.①本…　Ⅱ.①颜…　Ⅲ.①本草 – 中医典籍 – 汇编　Ⅳ.①R281.3

中国国家版本馆 CIP 数据核字（2023）第 247627 号

美术编辑　　陈君杞
版式设计　　南博文化

出版　**中国健康传媒集团** | 中国医药科技出版社
地址　北京市海淀区文慧园北路甲 22 号
邮编　100082
电话　发行：010 – 62227427　邮购：010 – 62236938
网址　www. cmstp. com
规格　710 × 1000mm $^1/_{16}$
印张　15 $^1/_4$
字数　282 千字
版次　2024 年 3 月第 1 版
印次　2024 年 3 月第 1 次印刷
印刷　天津市银博印刷集团有限公司
经销　全国各地新华书店
书号　ISBN 978 – 7 – 5214 – 4442 – 1
定价　45.00 元

获取新书信息、投稿、为图书纠错，请扫码联系我们。

版权所有　盗版必究

举报电话：010 – 62228771

本社图书如存在印装质量问题请与本社联系调换

编　委　会

主　编　颜　旭　陈　俊　于永明　吴　瑞

副主编　梁政亭　柴林海　丁小军　赵国敏
　　　　　李珊珊

编　委　(按姓氏笔画排序)
　　　　　余六平　张　志　杨丽坤　张斌龙
　　　　　丁　宁　孟庆辰　张瑞峰　罗　云

　　古籍为中华民族悠久历史文化的宝贵遗产，对其整理和利用，对赓续中华文明血脉、弘扬民族传统精神、增强国家文化软实力、建设社会主义文化强国具有重要意义。中医药学文明古老，历史悠久，流传至今仍具有无限的生命力和巨大的影响力。中医古籍繁若星辰，浩如烟海，蕴含着丰富的古代医家思想及临床治验精髓，是中医药学传承的载体和源泉。

　　鉴于中医古典医籍存世数量巨大，收录情况散杂，亟待我们去挖掘、整理、提炼、运用，遂至浩瀚医书中精选甄别，编《读经典　做临床系列》20卷，以冀发挥中医古籍的文献与临床价值，以解今人望洋之叹、临证之惑，促进中医古籍文献与临床医学的融会贯通，推动中医药事业的传承发展。

　　根据中医药学术的发展情况以及医学分科的细化，本丛书精选《素问》《灵枢》《伤寒》《金匮》及温病、诊法、本草、医方、医理、医案、针灸、推拿、养生等相关经典医籍原文，又立足临床，分内科、外科、妇科、骨科、儿科、五官科，共计20册。每册选取古医籍品种不超过5种，爬罗剔抉，或全书点校收录，或选点部分卷次，均保留原书行文及体例，博览约取的同时，尽可能为读者还原古籍原貌，呈现学术发展的源流脉络。同时，每种医籍之前设有导读一篇，从成书背景、作者生平、学术特点等方面系统介绍，提纲挈领，帮助读者把握整体框架，满足个性化需求，提高中医古籍阅读效率，从而激发阅读兴趣，增进品读趣味，走进字里行间，感受古籍魅力。

由衷希望本书的出版，可以助力读者在浩瀚书海中掌舵前行，熟习相关古籍基本知识，汲取学术精华为临床所用，从而改善中医古籍临床运用不足之现象，为中医药学的继承发展推波助澜。疏漏不足之处难免，敬请广大读者批评指正。

中国医药科技出版社

2023 年 10 月

　　中医经典是中医之本，熟读经典、勤于临床是中医临床人才打牢基础、提高能力之必需。《读经典　做临床系列》丛书根据中医古籍品种分类，精选古籍原文，并加以导读，帮助读者掌握中医最基本和核心的理论与方法，提高学习、领会、研究经典的水准，学会将古人的经验精华应用于现代临床实践。

　　本草古代指中药，或中药学，或中药学著作，包括图谱之类。《帝王本纪》载："黄帝使岐伯尝味草木，定本草经，造医方以疗众疾。"五代韩保升说："药有玉、石、草、木、虫、兽，而直云本草者，为诸药中草类最多也。"由于中药的来源以植物性药材居多，使用也最普遍，所以古来相沿把药学称为"本草"。经典本草古典医籍有《神农本草经》《新修本草》《证类本草》《本草纲目》《本草图经》等。

　　本书精选《神农本草经》《炮炙大法》《本草备要》3 本不同时期的经典本草著作原文，选取临床常见、常用的药物相关内容，并对插图进行加工处理。带领读者沿着本草学的发生发展脉络，追本溯源，了解中药药性、功用、炮制等方面的知识，让读者于临证使用中药时能更为得心应手。

编者

2023 年 10 月

目录

神农本草经（节选）

目
录

炮炙大法（节选）

本草备要（节选）

神农本草经（节选）

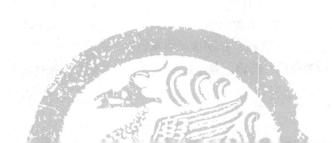

导读

成书背景

关于《神农本草经》的成书时代，历来说法不一。根据王家葵归纳，有先秦成书说、两汉成书说、汉以后成书说、次第成书说4种。"先秦成书说"认为其为秦始皇焚书之前所作；"两汉成书说"流行最广，仍有西、东汉之分；"次第成书说"即认为《神农本草经》非一时一人所成。马伯英从"神农尝百草"的神话传说出现及流传年代入手，并与《黄帝内经》的内容、编写形式、成书年代对比分析，认为《神农本草经》的成书不会早于西汉；张登本认为汉代及其之前就有不少本草相关著作，认为其成书于汉代的论据充分，但真正称为"神农本草经"之名应该稍晚；李今庸主要通过考证《神农本草经》可能成书时代的帝王称谓与《神农本草经》药名之间是否避讳，得出《神农本草经》成书时代的上、下限，认为其成书年代应为三国时期。虽说法各异，暂不能确定其确切成书时间，但诸多证据表明《神农本草经》成书于东汉的可能性甚大。

作者生平

关于《神农本草经》著者，学界同样众说纷纭。以陶弘景为代表的很多人认为《神农本草经》系神农所作。认为属神农所作者，可能受"神农尝百草"神话的影响，因为这一传说多被认定为医药之开端。但早期"神农尝百草"的"百草"当属植物，而非专指中草药，直至东汉以后，神农才真正与医药相联系，后来经过医家的推广，神农遂成为传统文化中医药的始祖。也有认为《神农本草经》作者黄帝、岐伯者；雷公、桐君者；仲景、华佗者；孙星衍等认为其作者为吴普。尚志钧与王家葵皆认为《神农本草经》出自汉代征召的本草官之手，本草官由于职业之便，长期接触本草、经方、养生等知识及书籍，日积月累，获得较多相关药性、药物、养生知识，然后将其整合，按相应体例撰成是书。

学术特点

1. 开创了药物分类之先河

《神农本草经》将传载的 365 味药物按其功用分为上、中、下 3 品，将《素问·至真要大论》中提出药物三品分类的理论付诸于实践。其分类的主要依据是药物的性能特点和不同的应用目的。"上（品）药一百二十种为君，主养命以应天，无毒，多服、久服不伤人。欲轻身益气，不老延年者，本上经"；"中（品）药一百二十种为臣，主养性以应人，有毒、无毒，斟酌其宜。欲遏病补虚赢者，本中经"；"下（品）药一百二十五种为佐使，主治病以应地，多毒，不可久服，欲除寒热邪气，破积聚愈疾者，本下经"。

2. 首先记载了药物疗效与其产地采集时间及加工方法

（1）中药产地：中药的产地、采收、贮存，尤其是炮制加工是否适宜，是影响药材质量的重要因素。《神农本草经》中首次记载了药物生长环境，也就是说，首次告诫人们药物的功用与其生长环境有关。如大黄生河西，甘遂出中山，藜芦生太山，乌头生朗陵，款冬生山谷，柳华生川泽等。

（2）中药采集及炮制："阴干暴干，采造时月，生熟土地所出，真伪陈新，显各有法"。这是《神农本草经·序录》通过药物应时采集实例践行了《素问·至真要大论》"司岁备物"的理念。《神农本草经》所说的"宜丸者，宜散者，宜水煮者，宜酒渍者，宜膏煎者"皆含炮制法。就目前药物加工方法而言，有挑、拣、刮、刷等纯净处理，有捣、碾、锉、磨、水飞等粉碎处理，有切、铡等切制处理，有用水洗、淋、泡、漂、浸、润等处理，还有炒、炙、煅、煨、烘焙等火制法，另外还有煎、蒸、熬、淬等水火共制处理。此外还有制霜、发酵、发芽等方法。

3. 强调辨证施药

"辨证施治"是中医学最基本、最重要的特点和临床治疗思路。《神农本草经》深谙其中的真谛和重要意义，全书强调"疗寒以热药，疗热以寒药，饮食不消，以吐下药，鬼疰蛊毒以毒药，痈肿疮疡以疮药，风湿以风湿药，各随其所宜"。（《神农本草经·序录》）此言不但突出了辨证施治用药的主旨，还提示在辨证施治用药的前提下，务必要辨别疾病的性质（寒、热）用药，辨别病因而审因论治。

4. 重视服药时间与疗效的关系

"病在胸膈以上者，先食后服药；病在腹以下者，先服药而后食；病在四肢血脉者，宜空腹而在旦；病在骨髓者，宜饱满而在夜。"（《神农本草经·序录》）这说明本书作者在认真总结前人用药经验的基础上，认识到服药时间与药物疗效之间的密切关系。

5. 践行"药有阴阳"理论的价值

《黄帝内经》是"药有阴阳"理论的创立者，《神农本草经》对这一理论予以践行。所谓"药有阴阳"，其含义甚广。若仅从植物药与矿物药分阴阳，矿物药质地沉重而主降，属性为阴，植物药质地轻清而属阳。若就植物药而言，凡药用其花、其叶、其枝者多属阳，若用其根、其干者多为阴。

6. 阐释"药有酸咸甘苦辛五味"的意义

所谓"药有酸、咸、甘、苦、辛五味"，其本义是指人们可以品尝到的药物真实滋味。药物真实滋味不止五种，因受事物五行属性归类理论的影响，所以自古至今，将药物之滋味统统纳之于五味之中，并将涩味附之于酸，淡味附之于甘，以合药物五味的五行属性归类。由于药物入口则知味，入腹则知性，所以古人很自然地将药物滋味与药物的功效和主治病证联系在一起。

序录

上药一百二十种为君，主养命，以应天。无毒，多服久服不伤人，欲轻身益气不老延年者，本上经。

中药一百二十种为臣，主养性，以应人，无毒。有毒，斟酌其宜，欲遏病补虚羸者，本中经。

下药一百二十种为佐使，主治病，以应地，多毒。不可久服，欲除寒热邪气、破积聚、愈疾者，本下经。

药有君臣佐使，以相宜摄，合和宜用一君二臣五佐，又可一君三臣九佐使也。

药有阴阳配合，子母兄弟，根茎花实，草石骨肉。有单行者，有相须者，有相使者，有相畏者，有相恶者，有相反者，有相杀者。凡此七情，合和视之，当用相须、相使良者，勿用相恶相反者。若有毒宜制，可用相畏、相杀者，不尔勿合用也。

药有酸咸甘苦辛五味，又有寒热温凉四气，及有毒无毒、阴干暴干、采治时日、生熟、土地所出、真伪陈新，并各有法。

药性有宜丸者，宜散者，宜水煮者，宜酒浸者，宜膏煎者，亦有一物兼宜者，亦有不可入汤酒者，并随药性，不得违越。

凡欲治病，先察其源，先候病机。五脏未虚，六腑未竭，血脉未乱，精神未散，服药必活。若病已成，可得半愈。病势已过，命将难全。

若用毒药疗病，先起如黍粟，病去既止，不去倍之，不去十之，取去为度。

治寒以热药，治热以寒药，饮食不消以吐下药。鬼注蛊毒以毒药。痈肿疮瘤以疮药。风湿以风湿药，各随其所宜。

病在胸膈以上者，先食后服药；病在心腹以下者，先服药而后食。病在四肢血脉者，宜空腹而在旦；病在骨髓者，宜饱满而在夜。

夫大病之主，有中风伤寒、寒热温疟、中恶霍乱、大腹水肿、肠澼下痢、大小便不通、奔豚上气、咳逆呕吐、黄疸消渴、恶饮癖食、坚积癥瘕、惊邪癫痫、鬼注、喉痹齿痛、耳聋目盲、金创踒折、痈肿、恶疮、痔瘘瘿瘤，男子五劳七伤、虚乏羸瘦，女子带下崩中、血闭阴蚀，虫蛇蛊毒所伤，此大略宗兆，其间变动枝叶，各宜依端绪以取之。

卷上

玉泉

一名玉札。味甘平。主治五脏百病。柔筋强骨，安魂魄，长肌肉，益气，久服耐寒暑，不饥渴，不老神仙。人临死服五斤，死三年色不变。

丹砂

味甘微寒，生山谷。治身体五脏百病。养精神，安魂魄，益气，明目，杀精魅邪恶鬼。久服通神明不老。能化为汞。

水银

味辛寒，生平土。主治疥瘙痂疡百秃，杀皮肤中虫虱，堕胎，除热。杀金银铜锡毒，熔化还复为丹。久服神仙不死。

空青

味甘寒，生山谷。主治青盲、耳聋。明目，利九窍，通血脉，养精神。久服轻身延年不老。能化铜铁铅锡作金。

曾青

味酸小寒，生山谷。主治目痛，止泪出，风痹，利关节，通九窍，破癥瘕积聚。久服轻身不老。能化金铜。

白青

味甘平，生山谷。主明目，利九窍，耳聋，心下邪气。令人吐，杀诸毒三虫。久服通神明，轻身延年不老。

扁青

味甘平，生山谷。治目痛，明目，折跌痈肿，金疮不瘳，破积聚，解毒气，利精神。久服轻身，不老。

石胆

一名毕石。味酸寒，生山谷。明目，目痛，金疮，诸痫痉，女子阴蚀痛，石淋寒热，崩中下血，诸邪毒气，令人有子。炼饵服之不老，久服增寿神仙。能化铁为铜，成金银。

云母

味甘平，生山谷。主治身皮死肌，中风寒热如在车船上，除邪气，安五脏，益子精，明目，轻身延年。一名云珠，一名云华，一名云英，一名云液，一名云沙，一名鳞石。

朴硝

味苦寒，生山谷。治百病，除寒热邪气，逐六腑积聚、结固留癖。能化七十二种石。炼饵服之，轻身神仙。生山谷。

硝石

一名芒硝。味苦寒。主治五脏积热，胃胀闭。涤去畜结饮食，推陈致新，除邪气。炼之如膏，久服轻身。

矾石

一名羽涅。味酸寒，生山谷。主治寒热泄痢，白沃阴蚀，恶疮目痛，坚骨齿。炼饵服之，轻身不老增年。

滑石

味甘寒，生山谷。主治身热泄澼，女子乳难，癃闭。利小便，荡胃中积聚寒热，益精气。久服轻身，耐饥，长年。

紫石英

味甘温，生山谷。主治心腹软逆邪气，补不足，女子风寒在子宫，绝孕十年无子。久服温中，轻身，延年。

白石英

味甘微温，生山谷。主治消渴，阴痿不足，咳逆，胸膈间久寒。益气，除风湿痹。久服轻身，长年。

青石、赤石、黄石、白石、黑石脂等

味甘平，生山谷。主治黄疸，泄痢，肠澼脓血，阴蚀下血赤白，邪气痈肿，疽痔恶疮，头疡疥瘙。久服补髓，益气，肥健，不饥，轻身，延年。五石脂各随五色补五脏。

大一禹余粮

一名石脑。味甘平，生山谷。主治咳逆上气，癥瘕，血闭，漏下，除邪气。

久服耐寒暑不饥，轻身飞行千里神仙。

禹余粮

味甘寒，生池泽。主治咳逆、寒热、烦满，下痢赤白，血闭癥瘕大热。炼饵服之，不饥，轻身，延年。

青芝

一名龙芝。味酸平，生山谷。主明目，补肝气，安精魂，仁恕。久食轻身，不老延年，神仙。

赤芝

一名丹芝。味苦平，生山谷。主治胸中结，益心气，补中，增智慧，不忘。久食轻身，不老延年，神仙。

黄芝

一名金芝。味甘平，生山谷。主治心腹五邪，益脾气，安神，忠信和乐。久食轻身，不老延年，神仙。

白芝

一名玉芝。味辛平，生山谷。主治咳逆上气，益肺气，通利口鼻，强志意勇悍，安魄。久食轻身，不老延年，神仙。

黑芝

一名玄芝。味咸平，生山谷。主治癃，利水道，益肾气，通九窍，聪察。久食轻身，不老延年，神仙。

紫芝

一名木芝。味甘温，生山谷。主治耳聋，利关节，保神，益精气，坚筋骨，好颜色。久食轻身，不老延年，神仙。

赤箭

一名离母，一名鬼督邮。味辛温，生川谷。主杀鬼精物，蛊毒恶气。久服益气力，长阴，肥健，轻身，增年。

茯苓

一名茯菟。味甘平，生山谷。治胸胁逆气，忧恚惊邪恐悸，心下结痛，寒热烦满咳逆，止口焦舌干，利小便。久服安魂魄，养神，不饥，延年。

松脂

一名松膏，一名松肪，味苦温，生山谷。治痈疽恶疮，头疡白秃，疥瘙风气，安五脏，除热。久服轻身，不老延年。

柏实

味甘平，生山谷。治惊悸，安五脏，益气，除风湿痹。久服令人润泽美色，耳目聪明，不饥，不老，轻身，延年。

箘桂

味辛温，生山谷。治百疾，养精神，和颜色，为诸药先娉通使。久服轻身不老，面生光华，媚好常如童子。

牡桂

味辛温，生山谷。治上气咳逆，结气，喉痹吐吸，利关节，补中益气。久服通神，轻身，不老。

天门冬

一名颠勒。味苦平，生山谷。治诸暴风湿偏痹，强骨髓，杀三虫，去伏尸。久服轻身，益气，延年。

麦门冬

味甘平，生川谷。治心腹结气，伤中伤饱，胃络脉绝，羸瘦短气。久服轻身，不老，不饥。

术

一名山蓟，味苦温，生山谷。治风寒湿痹、死肌、痉、疸，止汗除热，消食，作煎饵。久服轻身，延年，不饥。

女萎

味甘平，生川谷。治中风暴热不能动摇，跌筋结肉，诸不足，去面黑黠，好颜色润泽。久服轻身，不老。

干地黄

一名地髓。味甘寒，生川泽。治折跌、绝筋、伤中，逐血痹，填骨髓，长肌肉，作汤，除寒热积聚，除痹，生者尤良。久服轻身，不老。

菖蒲

一名昌阳，味辛温，生池泽。治风寒湿痹，咳逆上气，开心孔，补五脏，通九窍，明耳目，出音声。久服轻身，不忘，不迷惑，延年。

远志

一名棘菀，一名葽绕，一名细草。味苦温，生川谷。治咳逆伤中，补不足，除邪气，利九窍，益智能，耳目聪明，不忘，强志，倍力。久服轻身不老。叶名小草。

泽泻

一名水泻，一名芒芋，一名鹄泻。味甘寒，生池泽。治风寒湿痹，乳难，消水，养五脏，益气力，肥健。久服耳目聪明，不饥，延年，轻身，面生光，能行水上。

薯蓣

一名山芋。味甘温，生山谷。治伤中，补虚羸，除寒热邪气，补中益气力，长肌肉。久服耳目聪明，轻身，不饥，延年。

菊花

一名节华，味苦平，生川泽。治风头，头眩肿痛，目欲脱，泪出，皮肤死肌，恶风湿痹。久服利血气，轻身，耐老延年。

甘草

味甘平，生川谷。治五脏六腑寒热邪气，坚筋骨，长肌肉倍力，金创，尰，解毒。久服轻身，延年。

人参

一名人衔，一名鬼盖。味甘微寒，生山谷，补五脏，安精神，定魂魄，止惊悸，除邪气，明目，开心益智。久服轻身，延年。

石斛

一名林兰，味甘平，生山谷。治伤中，除痹下气，补五脏，虚劳羸瘦，强阴。久服厚肠胃，轻身，延年。

石龙芮

一名鲁果能，一名地椹。味苦平。生山谷。治风寒湿痹，心腹邪气，利关节，止烦满。久服轻身，明目，不老。

石龙刍

一名龙须，一名续断。味苦微寒，生山谷。治心腹邪气，小便不利，淋闭，风湿鬼注恶毒。久服补虚赢，轻身，耳目聪明，延年。

落石

一名石鲮。味苦温。生川谷。治风热死肌，痈伤，口干舌焦，痈肿不消，喉舌肿，水浆不下。久服轻身明目，润泽好颜色，不老延年。

王不留行

味苦平。生山谷。治金创，止血逐痛，出刺，除风痹内寒。久服轻身，耐老增寿。

蓝实

味苦寒。生平泽。解诸毒，杀蛊蚑注鬼蛰毒。久服头不白，轻身。

景天

一名戒火，一名慎火，味苦平，生川谷。治大热，火疮，身热烦，邪恶气。花：治女人漏下赤白，轻身，明目。

龙胆

一名陵游。味苦寒，生山谷。治骨间寒热，惊痫邪气，续绝伤，定五脏，杀蛊毒。久服益智不忘，轻身，耐老。

牛膝

一名百倍，味苦平，生川谷。治寒湿痿痹，四肢拘挛，膝痛不可屈伸，逐血气，伤热，火烂，堕胎。久服轻身，耐老。

杜仲

一名思仙，味辛平，生山谷。治腰脊痛，补中，益精气，坚筋骨，强志，除阴下痒湿，小便余沥。久服轻身，耐老。

干漆

味辛温，无毒，生川谷。治绝伤，补中，续筋骨，填髓脑，安五脏，五缓六急，风寒湿痹。生漆，去长虫。久服轻身，耐老。

卷柏

一名万岁。味辛温，生山谷。治五脏邪气，女子阴中寒热痛，癥瘕，血闭，绝子。久服轻身，和颜色。

细辛

一名小辛。味辛温，生山谷。治咳逆，头痛脑动，百节拘挛，风湿痹痛死肌，明目，利九窍。久服，轻身长年。

独活

一名羌活，一名羌青，一名护羌使者，味苦平，生川谷。治风寒所击，金创，止痛，贲豚，痫痉，女子疝瘕。久服轻身，耐老。

升麻

一名周麻。味甘平，生山谷。解百毒，杀百精老物殃鬼，辟瘟疫，瘴邪蛊毒。久服不夭，轻身，长年。

柴胡

一名地薰。味苦平，生川谷。治心腹肠胃中结气，饮食积聚，寒热邪气，推陈致新。久服轻身，明目，益精。

房葵

一名梨盖，味辛寒，生川谷。治疝瘕肠泄，膀胱热结，溺不下，咳逆，温疟，癫痫，惊邪，狂走。久服坚骨髓，益气，轻身。

蓍实

味苦平，生山谷。治阴痿水肿，益气，充肌肤，明目，聪慧先知。久服不饥，不老，轻身。

酸枣

味酸平，生川泽。治心腹寒热邪结气，四肢酸疼湿痹。久服安五脏，轻身，延年。

槐实

味苦寒，生平泽。治五内邪气热，止涎唾，补绝伤，治五痔，火疮，妇人乳瘕，子脏急痛。

枸杞

一名杞根，一名地骨，一名苟忌，一名地辅。味苦寒，生平泽。治五内邪气，热中消渴，周痹，久服坚筋骨，轻身，耐老。

橘柚

一名橘皮。味辛温，生川谷。治胸中瘕热气，利水谷。久服去臭，下气，通神。

菴䕡子

味苦微寒，生川谷。治五脏瘀血，腹中水气，肿胀恶热，风寒湿痹，身体诸痛。久服轻身，延年不老。

薏苡子

一名解蠡。味甘微寒，生平泽。治筋急拘挛不可屈伸，风湿痹，下气。久服轻身益气。其根下三虫。

车前子

一名当道。味甘寒，生平泽。治气癃，止痛，利水道小便，除湿痹。久服轻身，耐老。

蛇床子

一名蛇粟，一名蛇米，味苦平，生川谷。治妇人阴中肿痛，男子阴痿湿痒，除痹气，利关节，治癫痫，恶疮。久服轻身。

茵陈蒿

味苦平。治风湿寒热邪气，热结黄疸。久服轻身，益气，耐老。

漏芦

一名野兰，味苦寒，生山谷。治皮肤热，恶疮疽痔，湿痹，下乳汁。久服轻身，益气，耳目聪明，不老延年。

菟丝子

一名菟芦，味辛平，生山谷。续绝伤，补不足，益气力，肥健。汁：去面皯。久服明目，轻身，延年。

白英

一名谷菜，味甘寒，生山谷。治寒热，八疸，消渴，补中益气。久服轻身，延年。

白蒿

味甘平，生川泽。治五脏邪气，风寒湿痹，补中益气，长毛发，令黑，疗心悬，少食常饥。久服轻身，耳目聪明，不老。

肉苁蓉

味甘微温，生山谷。治五劳七伤，补中，除茎中热痛，养五脏，强阴，益精气，多子，妇人癥瘕。久服轻身。

地肤子

一名地葵，味苦寒，生平泽。治膀胱热，利小便，补中益精气。久服耳目聪明，轻身，耐老。

菥蓂子

一名蔑菥，一名大蕺，一名马辛。味辛微温，生川泽。明目，目痛泪出，除痹，补五脏，益精光。久服轻身，不老。

茺蔚子

一名益母，一名益明，一名大札。味辛微温，生池泽。明目益精，除水气。久服轻身。茎：治瘾疹痒，可作浴汤。

木香

味辛温，生山谷。治邪气，辟毒疫温鬼，强志，治淋露。久服不梦寤魇寐。

蒺藜子

一名旁通，一名屈人，一名止行，一名豺羽，一名升推。味苦温，生平泽。治恶血，破癥结积聚，喉痹乳难。久服长肌肉，明目，轻身。

天名精

一名麦句姜，一名虾蟆蓝，一名豕首。味甘寒，生川泽。治瘀血，血瘕欲死，下血，止血，利小便，除小虫，去痹，除胸中结热，止烦渴。久服轻身，耐老。

蒲黄

味甘平，生池泽。治心腹膀胱寒热，利小便，止血消瘀血。久服轻身，益气力，延年神仙。

香蒲

一名睢。味甘平，生池泽。治五脏心下邪气，口中烂臭，坚齿，明目，聪耳。久服轻身，耐老。

兰草

一名水香。味辛平，生池泽。利水道，杀蛊毒，辟不祥。久服益气，轻身，不老，通神明。

云实

味辛温，生川谷。治泄痢肠澼，杀虫蛊毒，去邪恶结气，止痛，除寒热。花：见鬼精物，多食令人狂走。久服轻身，通神明。

徐长卿

一名鬼督邮，味辛温，生山谷。治鬼物百精，蛊毒，疫疾，邪恶气，温疟。久服强悍轻身。

茜根

味苦寒，生山谷，治寒湿风痹，黄疸，补中。

营实

一名蔷薇，一名蔷麻，一名牛棘。味酸温，生川谷。治痈疽恶疮，结肉，跌筋，败疮，热气，阴蚀不瘳，利关节。

旋花

一名筋根华，一名金沸。味甘温，生平泽。益气，去面皯黑色，媚好。其根：味辛，治腹中寒热邪气，利小便，久服不饥，轻身。

白兔藿

一名白葛。味苦平。生山谷。治蛇虺、蜂虿、猘狗、菜、肉、蛊毒，鬼注。

青蘘

味甘寒，生川谷。治五脏邪气，风寒湿痹，益气，补脑髓，坚筋骨。久服耳目聪明，不饥，不老，增寿。巨胜苗也。

蔓荆实

味苦微寒，生山谷。治筋骨间寒热，湿痹，拘挛，明目，坚齿，利九窍，去白虫。久服轻身，耐老。小荆实亦等。

秦椒

味辛温，生川谷。治风邪气，温中，除寒痹，坚齿，长发，明目。久服轻身，好颜色，耐老，增年，通神。

女贞实

味苦平，生川谷。补中安脏，养精神，除百疾。久服肥健，轻身，不老。

桑上寄生

一名寄屑，一名寓木，一名宛童。味苦平，生川谷。治腰痛，小儿背强，痈肿，安胎，充肌肤，坚发齿，长须眉。其实：明目，轻身，通神。

蕤核

味甘温，生川谷。治心腹邪结气，明目，目痛赤伤泪出。久服轻身，益气，不饥。

辛夷

一名辛矧，一名侯桃，一名房木。味辛温，生川谷。治五脏身体寒风，风头脑痛，面䵟。久服下气，轻身，明目，增年，耐老。

木兰

一名林兰。味苦寒，生山谷。治身有大热在皮肤中，去面热、赤疱、酒皶，恶风癫疾，阴下痒湿，明目。

榆皮

一名零榆。味甘平，生山谷。治大小便不通，利水道，除邪气。久服轻身，不饥。其实尤良。

龙骨

味甘平，生川谷。治心腹鬼注，精物，老魅，咳逆，泄利脓血，女子漏下，癥瘕坚结，小儿热气惊痫。龙齿：治小儿、大人惊痫癫疾狂走，心下结气，不能喘息，诸痉，杀精物。久服轻身，通神明，延年。

牛黄

味苦平，生平泽。治惊痫，寒热，热盛狂痉，除邪逐鬼。

牛角䚡

下闭血，瘀血疼痛，女子带下血。髓：补中，填骨髓，久服增年。胆，可丸药。

麝香

味辛温，生川谷。辟恶气，杀鬼精物，温疟，蛊毒，痫痉，去三虫。久服除邪，不梦寤寐。

发髲

味苦温，生平泽。治五癃，关格，不得小便，利水道，治小儿痫、大人痉，仍自还神化。

熊脂

味甘微寒，生山谷。治风痹不仁，筋急，五脏腹中积聚，寒热羸瘦，头疡，白秃，面皯皰。久服强志，不饥，轻身。

石蜜

一名石饴。味甘平，生山谷。治心腹邪气，诸惊痫痓，安五脏，诸不足，益气补中，止痛解毒，除众病，和百药。久服强志，轻身，不饥，不老。

蜜蜡

味甘微温，生山谷。治下痢脓血，补中，续绝伤，金创，益气，不饥，耐老。

蜂子

一名蜚零。味甘平，生山谷。治风头，除蛊毒，补虚羸，伤中。久服令人光泽，好颜色，不老。大黄蜂子：治心腹胀满痛，轻身，益气。土蜂子：治痈肿。

白胶

一名鹿肉胶。味甘平。治伤中劳绝，腰痛羸瘦，补中益气，妇人血闭无子，止痛安胎。久服轻身延年。

阿胶

一名傅致胶，味甘平，出东阿。治心腹内崩，劳极洒洒如疟状，腰腹痛，四肢酸疼，女子下血，安胎。久服轻身，益气。

丹雄鸡

味甘微温，生平泽。治女子崩中漏下，赤白沃，补虚，温中，止血，通神，杀毒，辟不祥。头：杀鬼。肪：治耳聋。鸡肠：治遗尿。肶胵里黄皮：治泄痢。矢白：治消渴，伤寒寒热。翮羽：下血闭。鸡子：除热火疮，治痫痓，可作虎魄神物。鸡白蠹：能肥脂。

雁肪

一名鹜肪，味甘平，生池泽。治风挛拘急，偏枯，气不通利。久服益气不饥，轻身，耐老。

牡蛎

一名蛎蛤。味咸平，生池泽。治伤寒寒热，温疟洒洒，惊恚怒气，除拘缓，鼠瘘，女子带下赤白。久服强骨节，杀邪鬼，延年。

鲤鱼胆

味苦寒，生池泽。治目热赤痛，青盲，明目。久服强悍益志气。

蠡鱼

一名铜鱼，味甘寒，生池泽。治湿痹面目浮肿，下大水。

葡萄

味甘平，生山谷。治筋骨湿痹，益气倍力，强志，令人肥健，耐饥，忍风寒。久食轻身，不老延年。可作酒。

蓬蘽

一名覆盆，味酸平，生平泽。安五脏，益精气，长阴令坚，强志，倍力，有子。久服轻身，不老。

大枣

味甘平，生平泽。治心腹邪气，安中养脾，助十二经，平胃气，通九窍，补少气少津，身中不足，大惊，四肢重，和百药。久服轻身长年。叶：覆麻黄能出汗。

藕实茎

一名水芝丹。味甘平，生池泽。补中养神，益气力，除百疾。久服轻身，耐老，不饥，延年。

鸡头实

一名雁喙实，味甘平，生池泽。治湿痹腰脊膝痛，补中，除暴疾，益精气，强志，耳目聪明。久服轻身，不饥，耐老，神仙。

白瓜子

一名水芝。味甘平，生平泽。令人悦泽，好颜色，益气，不饥。久服轻身，耐老。

瓜蒂

味苦寒，生平泽。治大水，身面四肢浮肿，下水，杀蛊毒，咳逆上气，食诸果不消，病在胸腹中，皆吐下之。

冬葵子

味甘寒。治五脏六腑寒热，羸瘦，五癃，利小便。久服坚骨，长肌肉，轻身，延年。

苋实

一名马苋。味甘寒，生川泽。治青盲，明目，除邪，利大小便，去寒热。久服益气力，不饥，轻身。

苦菜

一名荼草，一名选。味苦寒，生川谷。治五脏邪气，厌谷，胃痹。久服安心，益气，聪察，少卧，轻身，耐老。

胡麻

一名巨胜，味甘平，生川泽。治伤中，虚羸，补五内，益气力，长肌肉，填髓脑。久服轻身，不老。叶名青蘘。

麻蕡

一名麻勃，味甘平，生川泽。治七伤，利五脏，下血寒气，多食令人见鬼狂走。久服通神明，轻身。麻子：补中益气，久服肥健不老。

卷中

雄黄

一名黄食石，味苦平，生山谷。治寒热，鼠瘘，恶疮，疽，痔，死肌，杀精物，恶鬼，邪气，百虫毒肿，胜五兵。炼食之，轻身，神仙。

雌黄

味辛平，生山谷。治恶疮头秃，痂疥，杀毒虫虱，身痒，邪气，诸毒蚀。炼之，久服轻身，增年不老。

石钟乳

味甘温，生山谷。治咳逆上气，明目益精，安五脏，通百节，利九窍，下乳汁。

殷孽

一名姜石。味辛温，生山谷。治烂伤，瘀血，泄痢，寒热，鼠瘘，癥瘕，结气。

孔公孽

味辛温，生山谷。治伤食不化，邪结气，恶疮，疽瘘痔，利九窍，下乳汁。

石硫黄

味酸温，生谷中。治妇人阴蚀，疽痔，恶血，坚筋，头秃。能化金银铜铁奇物。

凝水石

一名白水石。味辛寒，生山谷。治身热，腹中积聚邪气，皮中如火烧烂，烦满。水饮之。久服不饥。

石膏

味辛微寒，生山谷。治中风寒热，心下逆气，惊喘，口干舌焦不能息，腹中坚痛，除邪鬼，产乳，金创。

阳起石

一名白石。味咸微温，生山谷。治崩中，漏下，破子脏中血，癥瘕，结气，寒热，腹痛，无子，阴阳痿不合，补不足。

磁石

一名玄石。味辛寒，生川谷。治周痹风湿，肢节中痛，不可持物，洗洗酸消，除大热烦满，及耳聋。

理石

一名立制石。味辛寒，生山谷。治身热，利胃，解烦，益精，明目，破积聚，去三虫。

长石

一名方石。味辛寒，生山谷。治身热，四肢寒厥，利小便，通血脉，明目，去翳眇，去三虫，杀蛊毒。久服不饥。

肤青

味辛平，生川谷。治蛊毒、毒蛇、菜肉诸毒，恶疮。

铁落

味辛平，生平泽。治风热，恶疮，疡疽疮痂，疥气在皮肤中。铁：坚肌，耐痛。铁精：明目，化铜。

当归

一名干归。味甘温，生川谷。治咳逆上气，温疟寒热洗洗在皮肤中，妇人漏下绝子，诸恶疮疡，金创。煮饮之。

防风

一名铜芸。味甘温，生川泽。治大风头眩痛，恶风，风邪，目盲无所见，风行周身，骨节疼痛，烦满。久服轻身。

秦艽

味苦平，生山谷。治寒热邪气，寒湿风痹，肢节痛，下水，利小便。

黄芪

一名戴糁，味甘微温，生山谷。治痈疽，久败疮，排脓止痛，大风癞疾，五痔，鼠瘘，补虚，小儿百病。

吴茱萸

一名藙。味辛温，生川谷。温中下气止痛，咳逆寒热，除湿血痹，逐风邪，开腠理。根：杀三虫。

黄芩

一名腐肠。味苦平，生川谷。治诸热，黄疸，肠澼泄痢，逐水，下血闭，恶疮，疽蚀，火疡。

黄连

一名王连。味苦寒，生川谷。治热气，目痛，眦伤，泣出，明目，肠澼，腹痛，下痢，妇人阴中肿痛。久服令人不忘。

五味

味酸温，生山谷。益气，咳逆上气，劳伤羸瘦，补不足，强阴，益男子精。

决明

味咸平，生川泽。治青盲，目淫，肤赤，白膜，眼赤痛泪出。久服益精光，轻身。

芍药

味苦平，生川谷。治邪气腹痛，除血痹，破坚积，寒热，疝瘕，止痛，利小便，益气。

桔梗

味辛微温，生山谷。治胸胁痛如刀刺，腹满，肠鸣幽幽，惊恐悸气。

干姜

味辛温，生川谷。治胸满，咳逆上气，温中，止血，出汗，逐风湿痹，肠澼下痢，生者尤良。久服去臭气，通神明。

芎䓖

味辛温，生川谷。治中风入脑头痛，寒痹，筋挛缓急，金创，妇人血闭无子。

蘪芜

一名薇芜，味辛温，生川泽。治咳逆，定惊气，辟邪恶，除蛊毒鬼注，去三虫，久服通神。

藁本

一名鬼卿，一名地新。味辛温，生山谷。治妇人疝瘕，除中寒肿痛，腹中急，除风头痛，长肌肤，悦颜色。

麻黄

一名龙沙。味苦温，生川谷。治中风，伤寒头痛，温疟，发表出汗，去邪热气，止咳逆上气，除寒热，破癥坚积聚。

葛根

一名鸡齐根。味甘平，生川谷，治消渴，身大热，呕吐，诸痹，起阴气，解诸毒。葛谷：治下痢十岁以上。

知母

一名蚔母，一名连母，一名野蓼，一名地参，一名水参，一名水浚，一名货母，一名堤母。味苦寒，生川谷。治消渴热中，除邪气，肢体浮肿，下水，补不足，益气。

贝母

一名空草，味辛平。治伤寒，烦热，淋沥，邪气，疝瘕，喉痹乳难，金创，风痉。

栝楼

一名地楼。味苦寒。生川谷。治消渴，身热烦满，大热，补虚，安中，续绝伤。

丹参

一名郄蝉草。味苦微寒，生川谷。治心腹邪气，肠鸣幽幽如走水，寒热，积聚，破癥除瘕，止烦满，益气。

龙眼

一名益智，味甘平，生山谷。治五脏邪气，安志厌食，久服强魂魄，聪察，轻身不老，通神明。

厚朴

味苦温，生山谷。治中风，伤寒，头痛，寒热，惊气，血痹，死肌，去三虫。

猪苓

一名豭猪矢，味甘平，生山谷。治痎疟，解毒，蛊注不祥，利水道。久服轻身，耐老。

竹叶

味苦平。治咳逆上气，溢筋，恶疡，杀小虫。根：作汤，益气止渴，补虚下气。汁：治风痓，痹。实：通神明，轻身，益气。

枳实

味苦寒，生川泽。治大风在皮肤中如麻豆苦痒，除寒热，热结，止痢，长肌肉，利五脏，益气，轻身。

玄参

一名重台。味苦微寒，生川谷，治腹中寒热积聚，女子产乳余疾，补肾气，令人目明。

沙参

一名知母。味苦微寒，生川谷。治血积，惊气，除寒热，补中，益肺气，久服利人。

苦参

一名水槐，一名苦蘵。味苦寒，生山谷。治心腹结气，癥瘕积聚，黄疸，溺有余沥，逐水，除痈肿，补中，明目，止泪。

续断

一名龙豆，一名属折，味苦微温，生山谷。治伤寒，补不足，金创，痈伤，折跌，续筋骨，妇人乳难，久服益气力。

山茱萸

一名蜀枣。味酸平，生山谷。治心下邪气寒热，温中，逐寒湿痹，去三虫，久服轻身。

桑根白皮

味甘寒，生山谷。治伤中，五劳六极，羸瘦，崩中，脉绝，补虚，益气。叶：除寒热，出汗。桑耳：黑者，治女子漏下赤白汁，血病，癥瘕，积聚，腹痛，阴阳寒热。无子。五木耳：名檽，益气，不饥，轻身，强志。

松萝

一名女萝。味苦平，生川谷。治瞋怒，邪气，止虚汗，出风头，女子阴寒肿痛。

白棘

一名棘针。味辛寒，生川谷。治心腹痛，痈肿，溃脓，止痛。

狗脊

一名百枝。味苦平，生川谷。治腰背强，关机缓急，周痹，寒湿膝痛，颇利老人。

萆薢

味苦平，生山谷。治腰背痛，强骨节，风寒湿周痹，恶疮不瘳，热气。

通草

一名附支。味辛平，生山谷。去恶虫，除脾胃寒热，通利九窍、血脉、机关，令人不忘。

石韦

一名石鞭。味苦平，生山谷。治劳热邪气，五癃闭不通，利小便水道。

瞿麦

一名巨句麦。味苦寒，生川谷。治关格，诸癃结，小便不通，出刺，决痈肿，明目去翳，破胎堕子，下闭血。

败酱

一名鹿肠。味苦平，生川谷，治暴热，火疮赤气，疥瘙疽痔，马鞍热气。

秦皮

味苦微寒，生川谷。治风寒湿痹，洗洗寒气，除热，目中青翳，白膜。久服头不白，轻身。

白芷

一名芳香。味辛温，生川谷。治女人漏下赤白，血闭阴肿，寒热，风头侵目泪出，长肌肤润泽，可作面脂。

杜若

一名杜蘅。味辛微温，生川泽，治胸胁下逆气，温中，风入脑户，头肿痛，多涕，泪出。久服益精，明目，轻身。

蘖木

一名檀桓。味苦寒，生川谷。治五脏肠胃中结气热，黄疸，肠痔，止泄痢，女子漏下赤白，阴阳蚀疮。

栀子

一名木丹。味苦寒，生川谷。治五内邪气，胃中热气，面赤，酒疱皶鼻，白癞，赤癞，疮疡。

合欢

味甘平，生川谷。安五脏，和心志，令人欢乐无忧。久服轻身明目，得所欲。

卫矛

一名鬼箭。味苦寒，生山谷。治女子崩中下血，腹满，汗出，除邪，杀鬼毒蛊注。

紫葳

味酸微寒，生川谷。治妇人乳余疾，崩中癥瘕，血闭，寒热，羸瘦，养胎。

芜荑

一名无姑，一名蘵蘠，味辛平，生川谷。治五内邪气，散皮肤骨节中淫淫行毒，去三虫，化食。

紫草

一名紫丹，一名紫芙。味苦寒，生山谷。治心腹邪气，五疸，补中益气，利九窍，通水道。

紫菀

味苦温，生山谷。治咳逆上气，胸中寒热结气，去蛊毒，痿蹷，安五脏。

白鲜

味苦寒，生川谷，治头风，黄疸，咳逆，淋沥，女子阴中肿痛，湿痹死肌，不可屈伸起止行步。

白薇

味苦平，生川谷。治暴中风，身热，肢满，忽忽不知人，狂惑邪气，寒热酸疼，温疟洗洗，发作有时。

薇衔

一名麋衔。味苦平，生川泽。治风湿痹，历节痛，惊痫，吐舌，悸气，贼风，鼠瘘，痈肿。

葈耳

一名胡枲，一名地葵。味甘温。治风头寒痛，风湿周痹，四肢拘挛痛，恶肉死肌，久服益气，耳目聪明，强志轻身。

茅根

一名蘭根，一名茹根。味甘寒，生山谷。治劳伤虚羸，补中益气，除瘀血，血闭，寒热，利小便。其苗：下水。

百合

味甘平，生川谷。治邪气腹胀心痛，利大小便，补中益气。

酸浆

一名酢浆。味酸平，生川泽。治热烦满，定志，益气，利水道，产难吞其实，立产。

蠡实

一名剧草，一名三坚，一名豕首。味甘平，生川谷。治皮肤寒热，胃中热气，风寒湿痹，坚筋骨，令人嗜食。久服轻身。花叶：去白虫。

王孙

味苦平，生川谷。治五脏邪气，寒湿痹，四肢疼酸，膝冷痛。

爵床

味咸寒，生川谷。治腰脊痛不得着床，俯仰艰难，除热，可作浴汤。

王瓜

一名土瓜。味苦寒，生平泽。治消渴，内痹，瘀血，月闭，寒热，酸疼，益气，愈聋。

马先蒿

一名马矢蒿。味苦平，生川泽。治寒热，鬼注，中风湿痹，女子带下病，无子。

蜀羊泉

味苦微寒，生川谷。治头秃恶疮，热气疥瘙，痂癣虫。

积雪草

味苦寒，生川谷。治大热，恶疮，痈疽，浸淫，赤熛，皮肤赤，身热。

水萍

一名水花，味辛寒，生池泽。治暴热身痒，下水气，胜酒，长须发，止消渴。久服轻身。

海藻

一名落首。味苦寒，生池泽。治瘿瘤气，颈下核，破散结气，痈肿，癥瘕，坚气，腹中上下鸣，下十二水肿。

假苏

一名鼠蓂，味辛温，生川泽。治寒热，鼠瘘，瘰疬生疮，结聚气破散之，下瘀血，除湿痹。

犀角

味苦寒，生川谷。治百毒蛊注，邪鬼，瘴气，杀钩吻、鸩羽、蛇毒，除邪，不迷惑，魇寐，久服轻身。

羚羊角

味咸寒，生川谷。明目，益气，起阴，去恶血注下，辟虫毒、恶鬼不祥，安心气，常不魇寐，久服强筋骨轻身。

羖羊角

味咸温，生川谷。治青盲，明目，杀疥虫，止寒泄，辟狼，止惊悸。久服安心，益气力，轻身。

白马茎

味咸平，生平泽。治伤中脉绝，阴不起，强志，益气，长肌肉，肥健，生子。眼：治惊痫，腹满，疟疾。悬蹄：治惊痫，瘛疭，乳难，辟恶气，鬼毒，蛊注不祥。

牡狗阴茎

一名狗精。味咸平，生平泽。治伤中，阴痿不起，令强热。大，生子，除女子带下十二疾。胆：明目。

鹿茸

味甘温。治漏下，恶血，寒热，惊痫，益气，强志，生齿，不老。角：治恶疮，痈肿，逐邪恶气，留血在阴中。

伏翼

一名蝙蝠。味咸平，生川谷。治目瞑，明目，夜视有精光。久服令人喜乐，媚好无忧。

猬皮

味苦平，生川谷。治五痔，阴蚀，下血赤白，五色血汁不止，阴肿痛引腰背。酒煮杀之。

石龙子

一名蜥蜴。味咸寒，生川谷。治五癃邪结气，破石淋，下血，利小便、水道。

露蜂房

一名蜂场。味苦平，生山谷。惊痫，瘈疭，寒热邪气癫疾，鬼精蛊毒，肠痔，火熬之良。

樗鸡

味苦平，生川谷。治心腹邪气，阴痿，益精强志，生子，好色，补中轻身。

蚱蝉

味咸寒，生杨柳上。治小儿惊痫，夜啼，癫病，寒热。

白僵蚕

味咸平，生平泽。治小儿惊痫，夜啼，去三虫，灭黑䵟，令人面色好，男子阴疡病。

木虻

一名魂常。味苦平，生川泽。治目赤痛，眦伤泪出，瘀血，血闭，寒热酸惭，无子。

蜚虻

味苦微寒，生川谷。逐瘀血，破下血积，坚痞，癥瘕，寒热，通利血脉及九窍。

蜚廉

味咸寒，生川泽，治血瘀，癥坚，寒热，破积聚，喉咽痹，内寒，无子。

桑螵蛸

一名蚀肬，味咸平，生桑枝上。治伤中，疝瘕，阴痿，益精，生子，女子血闭，腰痛，通五淋，利小便水道。采蒸之。

䗪虫

一名地鳖。味咸寒，生川泽。治心腹寒热洗洗，血积，癥瘕，破坚，下血闭，生子大良。

蛴螬

一名蟦蛴。味咸微温，生平泽。治恶血，血瘀痹气，破折血在胁下坚满痛，月闭，目中淫肤，青翳白膜。

蛞蝓

一名陵蠡。味咸寒，生池泽。治贼风㖞僻，轶筋及脱肛，惊痫，挛缩。

水蛭

味咸平，生池泽。恶血，瘀血，月闭，破血瘕，积聚，无子，利水道。

海蛤

一名魁蛤。味苦平，生池泽。治咳逆上气，喘息烦满，胸痛，寒热。文蛤：治恶疮，蚀五痔。

龟甲

一名神屋。味咸平，生池泽。治漏下赤白，破癥瘕，痎疟，五痔，阴蚀，湿痹，四肢重弱，小儿囟不合。久服轻身不饥。

鳖甲

味咸平，生池泽。治心腹癥瘕，坚积，寒热，去痞息肉，阴蚀，痔，恶肉。

鮀鱼甲

味辛微温，生池泽。治心腹癥瘕，伏坚积聚，寒热，女子崩中，下血五色，小腹阴中相引痛，疮疥，死肌。

乌贼鱼骨

味咸微温，生池泽。治女子漏下，赤白经汁，血闭，阴蚀肿痛，寒热，癥瘕，无子。

蟹

味咸寒，生池泽。治胸中邪气，热结痛，喝僻，面肿，败漆，烧之致鼠。

梅实

味咸平，生川谷。下气，除热烦满，安心，肢体痛，偏枯不仁，死肌，去青黑痣、恶疾。

蓼实

味辛温，生川泽。明目，温中，耐风寒，下水气，面目浮肿，痈疡。马蓼：去肠中蛭虫，轻身。

葱实

味辛温，生平泽。明目，补中不足。其茎中作浴汤，治伤寒，寒热，出汗，中风，面目肿。薤：治金创创败，轻身，不饥，耐老。

水苏

味辛微温，生池泽。下气，杀谷，除饮食，辟口臭，去毒，辟恶气，久服通神明，轻身，耐老。

大豆黄卷

味甘平，生平泽。治湿痹，筋挛，膝痛。生大豆：涂痈肿，煮汁饮，杀鬼毒，止痛。赤小豆：下水，排痈肿脓血。

卷下

青琅玕

一名石珠。味辛平，生平泽。治身痒，火疮，痈伤，疥瘙，死肌。

礜石

一名青分石，一名立制石，一名固羊石。味辛大热，生山谷。治寒热，鼠瘘，蚀疮，死肌，风痹，腹中坚，邪气，除热。

代赭

一名须丸。味苦寒，生山谷。治鬼注，贼风，蛊毒，杀精物恶鬼，腹中毒邪气，女子赤沃漏下。

卤咸

味苦寒，生池泽。治大热消渴狂烦，除邪，及吐下蛊毒，柔肌肤。戎盐：明目，目痛，益气，坚肌肤，去毒蛊。大盐：令人吐。

白垩

味苦温，生山谷。治女子寒热，癥瘕，月闭，积聚，阴肿痛，漏下，无子。

铅丹

味辛微寒，生平泽。治咳逆，胃反，惊痫，癫疾，除热下气，炼化还成九光，久服通神明。

粉锡

一名解锡。味辛寒，生山谷。治伏尸毒螫，杀三虫。锡镜鼻：治女子血闭，癥瘕，伏肠，绝孕。

石灰

一名恶灰，味辛温，生川谷。治疽疡，疥瘙，热气，恶疮，癫疾，死肌，堕眉，杀痔虫，去黑子息肉。

冬灰

一名藜灰。味辛微温，生川泽。治黑子，去疣、息肉，疽食，疥瘙。

大黄

味苦寒，生山谷。下瘀血，血闭，寒热，破癥瘕，积聚，留饮宿食，荡涤肠胃，推陈致新，通利水谷，调中化食，安和五脏。

蜀椒

味辛温，生川谷。治邪气咳逆，温中，逐骨节皮肤死肌，寒湿痹痛，下气。久服之头不白，轻身增年。

莽草

味辛温，生山谷。治风头，痈肿，乳痈，疝瘕，除结气，疥瘙，虫疽疮，杀虫鱼。

郁核

一名爵李。味酸平，生川谷。治大腹水肿，面目四肢浮肿，利小便水道。根：治齿龈肿、龋齿、坚齿。鼠李：治寒热，瘰疬疮。

巴豆

一名巴椒。味辛温，生川谷。治伤寒，温疟，寒热，破癥瘕，结坚积聚，留饮，痰癖，大腹水胀，荡练五脏六腑，开通闭塞，利水谷道，去恶肉，除鬼蛊毒注邪物，杀虫鱼。

甘遂

一名主田。味苦寒，生川谷。治大腹疝瘕，腹满，面目浮肿，留饮宿食，破癥坚积聚，利水谷道。

葶苈

一名大室，一名大适。味辛寒，生平泽。治癥瘕积聚，结气，饮食寒热，破坚逐邪，通利水道。

大戟

一名印钜。味苦寒。治蛊毒，十二水，腹满急痛，积聚，中风，皮肤疼痛，吐逆。

泽漆

味苦微寒，生川泽。治皮肤热，大腹水气，四肢面目浮肿，丈夫阴气不足。

芫花

一名去水。味辛温，生川谷。治咳逆上气，喉鸣喘，咽肿，气短，蛊毒，鬼疟，疝瘕，痈肿，杀虫鱼。

莞花

味苦寒，生川谷。治伤寒，温疟，下十二水，破积聚，大坚，癥瘕，荡涤肠胃中留癖，饮食寒热邪气，利水道。

旋覆花

一名金沸草，一名盛椹。味咸温，生川谷。治结气，胁下满，惊悸，除水，去五脏间寒热，补中下气。

钩吻

一名野葛。味辛温，生山谷。治金疮，乳痉，中恶风，咳逆上气，水肿，杀鬼注蛊毒。

狼毒

一名续毒。味辛平，生山谷。治咳逆上气，破积聚饮食，寒热水气，恶疮，鼠瘘，疽蚀，鬼精，蛊毒，杀飞鸟走兽。

鬼臼

一名爵犀，一名马目毒公，一名九臼。味辛温，生山谷。杀蛊毒、鬼注、精物，辟恶气不祥，逐邪，解百毒。

萹蓄

味苦平，生山谷。治浸淫、疥瘙、疽，痔，杀三虫。

商陆

一名葛根，一名夜呼。味辛平，生川谷。治水胀，疝瘕，痹，熨除痈肿，杀鬼精物。

女青

一名雀瓢。味辛平，生山谷。治蛊毒，逐邪恶气，杀鬼，温疟，辟不祥。

天雄

一名白幕。味辛温，生山谷。治大风，寒湿痹，历节痛，拘挛缓急，破积聚，邪气，金疮，强筋骨，轻身，健行。

乌头

一名奚毒，一名即子，一名乌喙。味辛温，生山谷。治中风，恶风洗洗，出汗，除寒湿痹，咳逆上气，破积聚，寒热。其汁：煎之，名射罔，杀禽兽。

附子

味辛温，生山谷。治风寒咳逆，邪气，温中，金疮，破癥坚积聚，血瘕，寒湿踒躄，拘挛，膝痛不能行步。

羊踯躅

味辛温，生川谷。治贼风在皮肤中淫淫痛，温疟，恶毒，诸痹。

茵芋

味苦温，生川谷。治五脏邪气，心腹寒热羸瘦，疟状发作有时，诸关节风湿痹痛。

射干

一名乌扇，一名乌蒲。味苦平，生川谷。治咳逆上气，喉痹咽痛，不得消息，散结气，腹中邪逆，食饮大热。

鸢尾

味苦平，生山谷。治蛊毒，邪气，鬼注诸毒，破癥瘕积聚，去水，下三虫。

皂荚

味辛温，生川谷。治风痹，死肌，邪气，风头泪出，下水，利九窍，杀鬼精物。

楝实

味苦寒，生山谷。治温疾伤寒，大热烦狂，杀三虫，疥疡，利小便水道。

柳花

一名柳絮。味苦寒，生川泽。治风水，黄疸，面热黑。叶：治马疥痂疮。实：溃痈，逐脓血。子汁：疗渴。

桐叶

味苦寒，生山谷。治恶蚀疮著阴。皮：治五痔，杀三虫。花：敷猪疮，肥大三倍。

梓白皮

味苦寒，生山谷。治热，去三虫。花叶：捣敷猪疮，肥大易养三倍。

恒山

一名互草。味苦寒，生川谷。治伤寒寒热，热发，温疟，鬼毒，胸中痰结，吐逆。

蜀漆

味辛平，生川谷。治疟及咳逆寒热，腹中癥坚，痞结，积聚，邪气，蛊毒，鬼注。

青葙

一名草蒿，一名萋蒿。味苦微寒，生平谷。治邪气皮肤中热，风瘙身痒，杀三虫。子：名草决明，疗唇口青。

半夏

一名地文，一名水玉。味辛平，生川谷。治伤寒寒热，心下坚，下气，喉咽肿痛，头眩，胸胀，咳逆，肠鸣，止汗。

款冬

一名橐吾，一名颗东，一名虎须，一名菟奚。味辛温，生山谷。治咳逆上气，善喘，喉痹，诸惊痫，寒热邪气。

牡丹

一名鹿韭，一名鼠姑。味辛寒，生山谷。治寒热，中风，瘛疭，痉，惊痫，邪气，除癥坚，瘀血，留舍肠胃，安五脏，治痈疮。

防己

一名解离。味辛平，生川谷。治风寒，温疟，热气，诸痫，除邪，利大小便。

巴戟天

味辛微温，生山谷。治大风邪气，阴痿不起，强筋骨，安五脏，补中，增志，益气。

石南草

一名鬼目。味辛平，生山谷。养肾气，内伤，阴衰，利筋骨皮毛。实：杀蛊毒，破积聚，逐风痹。

女菀

味辛温，生川谷。治风寒洗洗，霍乱，泄痢，肠鸣上下无常处，惊痫，寒热，百疾。

地榆

味苦微寒，生山谷。治妇人乳痓痛，七伤，带下病，止痛，除恶肉，止汗，治金创。

五加

一名豺漆。味辛温。治心腹疝气，腹痛，益气，治躄，小儿不能行，疽疮，阴蚀。

泽兰

一名虎兰，一名龙枣。味苦微温，生池泽。治乳妇内衄，中风余疾，大腹水肿，身面四肢浮肿，骨节中水，金创，痈肿疮脓血。

黄环

一名陵泉，一名大就。味苦平，生山谷。治蛊毒鬼魅，邪气在脏中，除咳逆寒热。

紫参

一名牡蒙。苦寒，生山谷。治心腹积聚，寒热邪气，通九窍，利大小便。

藋菌

一名藋芦。味咸平，生池泽。治心痛，温中，去长虫，白癣，蛲虫，蛇螫毒，癥瘕，诸虫。

连翘

一名异翘，一名兰华，一名折根，一名轵，一名三廉。味苦平，生山谷。治寒热，鼠瘘，瘰疬，痈肿，恶疮，瘿瘤，结热，蛊毒。

白头翁

一名野长人，一名胡王使者。味苦温，无毒，生川谷。治温疟，狂易，寒热，癥瘕，积聚，瘿气，逐血，止痛，治金疮。

贯众

一名贯节，一名贯渠，一名百头，一名虎卷，一名扁苻。味苦微寒，生山谷。治腹中邪热气，诸毒，杀三虫。

狼牙

一名牙子。味苦寒，生川谷。治邪气，热气，疥瘙，恶疡，疮痔，去白虫。

藜芦

一名葱苒。味辛寒，生山谷。治蛊毒，咳逆，泄痢，肠澼，头疡，疥瘙，恶疮，杀诸虫毒，去死肌。

蔄茹

味辛寒，生川谷。治蚀恶肉，败疮，死肌，杀疥虫，排脓恶血，除大风热气，善忘不乐。

羊桃

一名鬼桃，一名羊肠。味苦寒，生川谷。治熛热，身暴赤色，风水积聚，恶疡，除小儿热。

羊蹄

一名东方宿，一名连虫陆，一名鬼目。味苦寒，生川泽。治头秃，疥瘙，除热，女子阴蚀。

鹿藿

味苦平，生山谷。治蛊毒，女子腰腹痛，不乐，肠痈，瘰疬，疡气。

牛扁

味苦微寒，生川谷。治身皮疮热气，可作浴汤，杀牛虱小虫，又治牛病。

陆英

味苦寒，生川谷。治骨间诸痹，四肢拘挛疼酸，膝寒痛，阴痿，短气不足，脚肿。

白蔹

一名菟核，一名白草。味苦平，生山谷。治痈肿，疽疮，散结气，止痛，除热，目中赤，小儿惊痫，温疟，女子阴中肿痛。

白及

一名甘根，一名连及草。味苦平，生川谷。治痈肿，恶疮，败疽，伤阴，死肌，胃中邪气，贼风鬼击，痱缓不收。

蛇全

一名蛇衔。味苦微寒，生山谷。治惊痫，寒热邪气，除热，金创，疽，痔，鼠瘘，恶疮，头伤。

草蒿

一名青蒿，一名方溃。味苦寒，生川泽。治疥瘙痂痒，恶疮，杀虱，留热在骨节间，明目。

雷丸

味苦寒，生山谷。杀三虫，逐毒气，胃中热，利丈夫，不利女子。作膏，摩小儿百病。

溲疏

味辛寒，生川谷。治身皮肤中热，除邪气，止遗溺。可作浴汤。

药实根

一名连木。味辛温，生山谷。治邪气，诸痹疼酸，续绝伤，补骨髓。

飞廉

一名飞轻。味苦平，生川泽。治骨节热，胫重酸疼。久服令人轻身。

淫羊藿

一名刚前。味辛寒，生山谷。治阴痿，绝伤，茎中痛，利小便，益气力，强志。

虎掌

味苦温，生山谷。治心痛，寒热，结气，积聚，伏梁，伤筋痿，拘缓，利水道。

莨菪子

一名横唐。味苦寒，生川谷。治齿痛，出虫，肉痹拘急，使人健行，见鬼，多食令人狂走。久服轻身，走及奔马，强志，益力，通神。

栾花

味苦寒，生山谷。治目痛泪出，伤眦，消目肿。

蔓椒

一名豕椒。味苦温，生川谷。治风寒湿痹，历节疼痛，除四肢厥气，膝痛。

茛草

味苦平。久咳上气喘逆，久寒惊悸，痂疥，白秃疡气，杀皮肤小虫。

夏枯草

一名夕句，一名乃东。味苦寒，生川谷。治寒热，瘰疬，鼠瘘，头疮，破瘕，散瘿结气，脚肿湿痹，轻身。

乌韭

味甘寒，生山谷。治皮肤往来寒热，利小肠膀胱气。

蚤休

一名螫休。味苦微寒，生川谷。治惊痫摇头弄舌，热气在腹中，癫疾，痈疮，阴蚀，下三虫，去蛇毒。

石长生

一名丹草。味咸微寒，生山谷。治寒热，恶疮大热，辟鬼气不祥。

姑活

一名冬葵子。味甘温，生川泽。治大风邪气，湿痹寒痛。久服轻身，益寿耐老。

别羁

味苦微温，生川谷。治风寒湿痹，身重四肢疼酸，寒邪历节痛。

石下长卿

一名徐长卿。味咸平，生池泽。治鬼注精物，邪恶气，杀百精蛊毒，老魅注易，亡走啼哭，悲伤恍惚。

翘根

味甘寒，生平泽。下热气，益阴精，令人面悦好，明目。久服轻身，耐老。

屈草

味苦微寒，生川泽。治胸胁下痛，邪气。肠间寒热，阴痹。久服轻身，益气，耐老。

淮木

一名百岁城中木。味苦平，生平泽。治久咳上气，伤中虚羸，女子阴蚀，漏下，赤白沃。

六畜毛蹄甲

味咸平，生平谷。治鬼注，蛊毒，寒热，惊痫，痓，癫疾狂走。骆驼毛尤良。鼺鼠：堕胎，生乳易。

麋脂

一名宫脂。味辛温，生山谷。治痈肿，恶疮，死肌，寒风湿痹，四肢拘缓不收，风头肿气通腠理。

豚卵

一名豚颠。味甘温。治惊痫，癫疾，鬼注，蛊毒，除寒热，贲豚，五癃，邪气挛缩。猪悬蹄：治五痔，伏肠，肠痈，内蚀。

燕矢

味辛平，生平谷。治蛊毒，鬼注，逐不祥邪气，破五癃，利小便。

天鼠矢

一名鼠姑，一名石肝。味辛寒，生山谷。治面痈肿，皮肤洗洗时痛，腹中血气，破寒热积聚，除惊悸。

虾蟆

味辛寒，生池泽。治邪气，破癥坚血，痈肿，阴疮，服之不患热病。

石蚕

一名沙虱。味咸寒，生池泽。治五癃，破石淋，堕胎。肉：解结气，利水道，除热。

蛇蜕

一名龙子衣，一名蛇符，一名龙子单衣，一名弓皮.味咸平，生川谷。治小儿百二十种惊痫，瘛疭，癫疾，寒热，肠痔，虫毒，蛇痫。火熬之良。

蜈蚣

味辛温，生川谷。治鬼注，蛊毒，啖诸蛇虫鱼毒，杀鬼物老精，温疟，去三虫。

马陆

一名百足，味辛温，生川谷。治腹中大坚癥，破积聚，息肉，恶疮，白秃。

蠮螉

味辛平，生川谷。治久聋，咳逆，毒气，出刺，出汗。

雀瓮

一名躁舍。味甘平，生树枝间。治小儿惊痫，寒热，结气。蛊毒，鬼注。

彼子

味甘温，生山谷。治腹中邪气，去三虫，蛇螫，蛊毒，鬼注伏尸。

鼠妇

一名蟠负，一名伊威。味酸温，生平谷。治气癃，不得小便，妇人月闭，血瘕，痫痉，寒热，利水道。

荧火

一名夜光。味辛微温，生池泽。明目，小儿火疮，伤热气，蛊毒，鬼注，通神精。

衣鱼

一名白鱼，味咸温，生平泽。治妇人疝瘕，小便不利，小儿中风，项强，皆宜摩之。

白颈蚯蚓

味咸寒，生平土。治蛇瘕，去三虫，伏尸，鬼注，蛊毒，杀长虫，仍自化作水。

蝼蛄

一名蟪姑，一名天蝼，一名蛌。味咸寒，生平泽。治产难，出肉中刺，溃痈肿，下哽噎，解毒，除恶疮。夜出者良。

蜣螂

一名蛣蜣。味咸寒，生池泽。治小儿惊痫，瘛疭，腹胀，寒热，大人癫疾，狂易。火熬之良。

斑蝥

一名龙尾。味辛寒，生川谷。治寒热，鬼注，蛊毒，鼠瘘，疽蚀，死肌，破石癃。

地胆

一名蚖青。味辛寒，生川谷。治鬼注寒热，鼠瘘，恶疮，死肌，破癥瘕，堕胎。

马刀

味辛微寒，生池泽。治漏下赤白，寒热，破石淋，杀禽兽，贼鼠。

贝子

味咸平，生池泽。治目翳，鬼注，蛊毒，腹痛，下血，五癃，利水道。烧用之良。

杏核

味甘温，生川谷。治咳逆上气，雷鸣，喉痹，下气，产乳，金创，寒心，奔豚。

桃核

味苦平，生川谷。治瘀血，血闭瘕邪气，杀小虫。桃花：杀注恶鬼，令人好色。桃枭：杀百鬼精物。桃毛：下血瘕，寒热，积聚，无子。桃蠹：杀鬼，辟不祥。

苦瓠

味苦寒，生川泽。治大水，面目四肢浮肿，下水，令人吐。

水靳

一名水英。味甘平，生池泽。治女子赤白沃，止血，养精，保血脉，益气，令人肥健嗜食。

腐婢

味辛平。治痎疟，寒热，邪气，泄痢，阴不起，病酒头痛。

炮炙大法（节选）

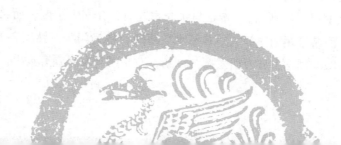

导读

成书背景

《炮炙大法》成书于 1622 年，附于《先醒斋医学广笔记》后，是继《雷公炮炙论》后我国第二部炮炙专著。书中对 439 种药物的炮制方法、操作程序、贮藏保管等方面都进行了详细的论述，其中个别药物还述及炮制前后药性的变化和不同的治疗效果，并根据药物的属性将其分为金、土、石、草、木、人、兽、禽、虫鱼、水、火、果、米谷、菜十四类，有其独特之处。在《大法》书中开首就提出了"炮、爁、煿、炙、煨、炒、煅、炼、制、度、飞、伏、镑、揉、晒、曝、露"等炮炙十七法，其中"爁、煿、煨、度、伏、镑、揉、露"等法皆是《雷公炮炙论》条文中所未见。书末附有"用药凡例"细则，详细记载了中药汤剂的煎煮方法，对《雷公炮炙论》进行了有益的补充，对后世的炮制发展具有一定的实用价值。

作者生平

缪希雍，字仲淳（一作仲醇），号慕台，江苏常熟市新巷人。生于 1546 年（明嘉靖二十五年丙午），卒于 1627 年（天启七年丁卯）。缪氏一生游走四方，在周游之时，到处为医，寻师访友，切磋学问，采药搜方，丰富自己的学识和经验。其行医之余，勤于笔耕，终撰成多部著作，其中《先醒斋医学广笔记》和《神农本草经疏》为其代表作。《先醒斋医学广笔记》有理、有法、有方、有案，要言不繁，切中临床，后人称誉《神农本草经疏》可与李时珍《本草纲目》媲美。缪氏临证诊病用药，每每获效，善于变通，所用方剂常与众不同，用药独具匠心。正如《四库全书提要》所云，"希雍与张介宾同时，介宾守法度，而希雍能变化；介宾尚温补，而希雍颇用寒凉，亦若易水、河间、各为门径，然实各有所得力"。同时，缪氏在医学理论上亦有所发挥与创新，对中医学发展颇有贡献。

学术特点

1. 全面记录中药炮制法

缪氏在《雷公炮炙论》的基础上，总结了其所处时代及其以前的药物加工经验，增加了常用的炮制方法，并且注重加辅料制、加工切制等工艺。

缪氏强调加辅料制。在中药炮制过程中，由于高温受热、水浸及酒、醋、蜜、药汁等辅料处理后，可使某些药物的内在成分发生变化，有的增溶，有的被分解或转化成新的成分。如在"杜仲"项下记载："用酒炒，断丝以渐取屑，方不焦"。杜仲炒断丝后利于调配、煎煮、粉碎。辅料制能更好地发挥药效。缪氏亦注重加工切制。含挥发性成分的药物在炮制过程中常因加热处理，致使药物中有效成分挥发逸失。《炮炙大法》中记述茵陈蒿"须用叶有八角者，采得阴干，去根，细到用，勿令犯火"，芦根"用其汁"，艾叶"入药用新"。治疟单方中用青蒿"打汁服用，不用煎服者"；"诸疟久不愈，用寒食面一合，五月五日午时采青蒿自然汁和丸，绿豆大临发日吞丸服"，以免破坏挥发性有效成分而影响疗效。对于有毒药物炮制，缪氏在《炮炙大法》中曰："用丹砂入药，只宜生用，慎勿升炼，一经火炼，饵之杀人。研须万遍，要若轻尘，以磁石吸去铁气。"他指出丹砂入药须生用、忌火、加工方法宜精细，对朱砂的入药，综合了前人对汞矿类药物的认识，对其毒性有了更进一步的理解。缪氏还注意到"炒炭存性"的问题，药物煅烧成炭，一般都具止血作用，药物炭化则失去其效。如书中记载大蓟"止血烧炭存性"；血余炭"用小砂罐盐泥，炼极熟，将发入罐中，封固，阴干，以炭火围之，候黑烟将尽，即起，若青烟出，发枯不可用矣。非细心人不可任，盖火候不可过也"。缪氏在《炮制大法·用药凡例》中还强调："凡草药烧炭为末，如荷叶、柏、茅根、蓟根、十灰散之类，必烧焦枯用器盖覆，以存性，若如烧燃柴薪，煅成死灰，性也不存，而罔效矣。"

2. 重视中药汤剂煎煮法

缪希雍在《炮炙大法》书末特列出"用药凡例"，详细地讲述了中药汤剂煎煮细则，并指出"药剂凡散汤膏各有所宜，不得违制"。中医临床最讲究药物的"气"和"味"，缪氏特别重视如何煎好药来提高中药疗效。

对于煎药火候及时间，书中记载："凡煎汤剂……文火缓慢熬之得所，勿揭盖，连罐取起坐凉水中，候温热服之，庶气味不泄，若据乘热揭封倾出，则气泄而性不全矣，煎时不宜烈火，其汤腾沸，耗蚀而速涸，药性未尽出，而气味不纯，人家多有此病，而反责药不效，咎将归谁。"对于一些胶类或含胶汁较多、黏性大的药物煎煮，缪氏提出"阿胶、饴糖、芒硝皆须待汤熟，起去渣，只内净汁中煮二三沸，熔化尽，乃倾盏服"。对于种子、果实类药物，缪氏则要求"凡汤中用完物，如干枣、莲子、乌梅、决明子、蔓荆、萝卜、芥、苏、韭菜子皆劈破入煎，方得味出"。并做了生动的比喻："若不碎，如米之在谷，虽煮之终日，米岂能出哉！"此外，缪氏认为煎药应适量加水，取汁适中。中药汤剂的加水量与方剂的性质、药物的多少及吸水量、煎煮时间等均有关，缪氏对加水及煎取量亦有明确规定："凡煎汤药，初欲微火令水沸，其水数依方多少，大略药二十两，用水一斗，煮四升，以此为准。然利汤欲生，少水而多取汁，补汤欲熟，多水而少取汁。"对于一些难溶于水的贵重药不入煎而作冲服用："凡汤中用犀角、羚羊角，一概末如粉，临服内汤中后入药。一法：生磨汁入药，亦通。"

炮炙大法

按《雷公炮制》法有十七：曰炮，曰爁，曰煿，曰炙，曰煨，曰炒，曰煅，曰炼，曰制，曰度，曰飞，曰伏，曰镑，曰揉，曰晒，曰曝，曰露是也。用者宜如法，各尽其宜。

水部

雨水

立春节雨水。梅雨水，芒种后逢壬为入梅，小暑后逢壬为出梅。液雨水，立冬后十日为入液，至小雪为出液，得雨谓之液雨。

冬霜

凡收霜，以鸡羽扫之，瓶中密封阴处，久亦不坏。

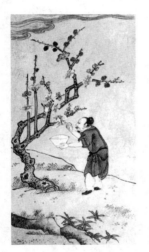

梅雨水

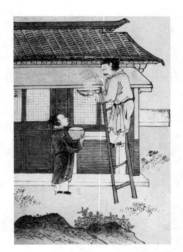

冬霜水

流水

千里水、东流水，二水皆堪荡涤邪秽，煎煮汤液。劳水即扬泛水，张仲景谓之"甘澜水"，用流水二斗置大盆中，以杓高扬之千万遍，有沸珠相逐，乃取煎药。盖水性本咸而体重，劳之则甘而轻，取其不助肾气而益脾胃也。虞抟《医学正传》云：甘澜水甘温而性柔，故烹伤寒阴证等药用之。顺流水性顺而下流，故治下焦腰膝之证及通利大小便之药用之。急流水，湍上峻急之水，其性急速而下达，故通二便、风痹之药用之。逆流水，洄澜之水，其性逆而倒上，故发吐痰饮之药用之也。

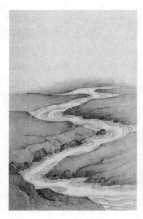
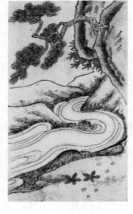
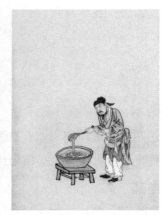

东流水　　　　　　　千里水　　　　　　　甘澜水

井泉水

反酌而倾曰"倒流"，出甃未放曰"无根"，无时初出曰"新汲"，将旦首汲曰"井华"。

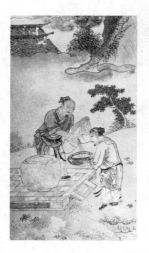
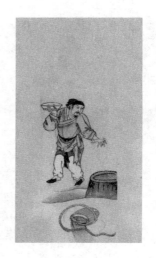

井泉水　　　　　　　　　　井华水

热汤

须百沸者佳，若半沸者，饮之反伤元气，作胀。

生熟汤

以新汲水、百沸汤合一盏，和匀，故曰"生熟"，今人谓之"阴阳水"。

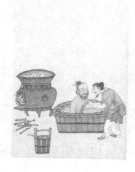
热汤

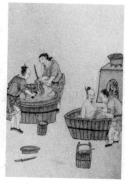
热汤

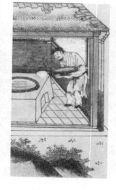
炊汤水

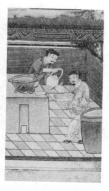
生熟汤

米泔水

即淘米汁也。

火部

桑柴火

凡一切补药诸膏，宜此火煎之。

炭火

栎炭火，宜煅炼一切金石药；焊炭火，宜烹煎焙炙百药丸散。

芦火竹火

宜煎一切滋补药。凡服汤药，虽品物专精，修治如法，而煎药者卤莽造次，水火不良，火候失度，则药亦无功。观夫茶味之美恶，饭味之甘餲，皆系于水火烹饪之得失，即可推矣。是以煎药须用小心老成人，以深罐密封，新水活火，先武后文，如法服之，未有不效者。火用陈芦枯竹，取其不强，不损药力也。

灯火

凡灯，惟胡麻油、苏子油燃者，能明目治病。其诸鱼油、诸禽兽油、诸菜子油、棉花子油、桐油、豆油、石脑油、诸灯油，皆能损目，亦不治病也。

土部

黄土

三尺以上曰"粪"，三尺以下曰"土"。凡用当去上恶物，勿令入客水。

伏龙肝

凡使，勿误用灶下土。其伏龙肝是十年已来灶额内火气积久自结如赤色石，中黄，其形貌八棱，取得后细研，以滑石水飞过两遍，令干，用熟绢裹却，取子时安于旧额内一伏时，重研了用。

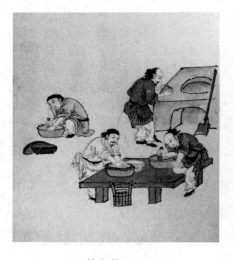

炮制伏龙肝

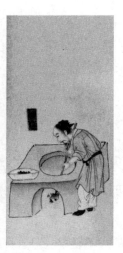

伏龙肝

墨

陈久而料精者入药，新而粗者不堪。

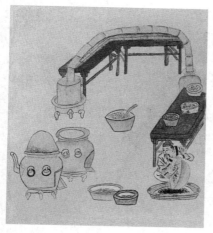

烧松烟法制墨

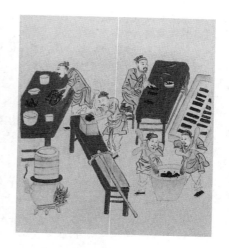

造墨法

百草霜

此乃灶额及烟炉中墨烟也。其质轻细故谓之"霜"，山庄人家者良。

梁上尘

须去烟火远，高堂殿上者，拂下，筛用之。一云：凡用倒挂尘，烧令烟尽，筛取末入药。雷氏所说，似是梁上灰尘，今人不见用。

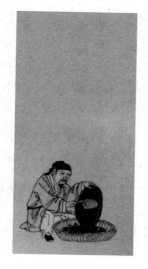

铛墨

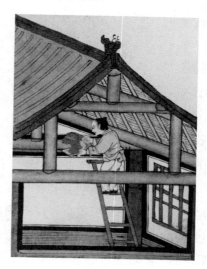

梁上尘

金部

金银铜铁

凡使，只可浑安在药中，借气生药力而已。勿入药服，能消人脂。

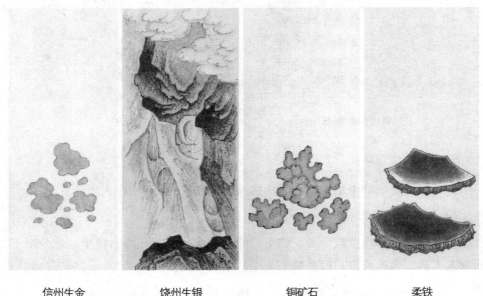

| 信州生金 | 饶州生银 | 铜矿石 | 柔铁 |

赤铜屑

即打铜落下屑也，或以红铜火煅水淬，亦自落下。以水淘净，用好酒入砂锅内炒见火星，取研末用。

自然铜

生出铜处，方圆不定，色青黄如铜。凡使，用甘草汤煮一伏时，至明漉出，摊令干，入臼中捣了，重筛过，以醋浸一宿，至明用六一混泥瓷盒子盛二升，文武火养三日夜，才干，用盖盖了。火煅两伏时，去土，研如粉用。凡修事五两，以醋两镒为度。今人只以火煅醋淬七次，研细水飞过用。一云：制后半年方可入药，否则杀人。

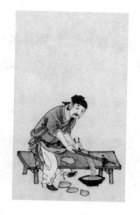

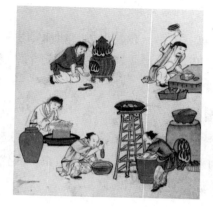

赤铜屑   炮制自然铜

铜青

生熟铜皆有青，则铜之精华，大者即空绿，以次空青也。铜青则是铜器上绿色者，淘洗用之。近时人以醋制铜生绿，取收晒干货之。

铅

凡用，以铁铫熔化，泻瓦上，滤去渣脚，如此数次，收用。其黑锡灰则以铅沙取黑灰，白锡灰不入药。

铅霜

以铅打成钱，穿成串，瓦盆盛生醋，以串横盆中，离醋三寸，仍以瓦盆覆之，置阴处，候生霜刷下，仍合住。

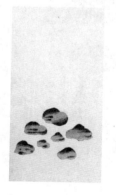

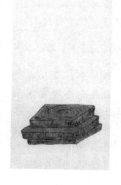

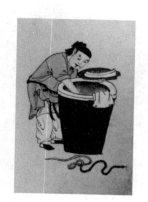

铜青   铅   铅霜

铅丹

即黄丹也。生铅一味，火煅，研成细末，水飞过用。今货者多以盐硝、砂石杂之。凡用，以水漂去硝盐，飞去砂石，澄干，微火炒紫色，地上去火毒，入药。

密陀僧

凡使，捣细，安瓷埚中，重纸袋盛柳蛀末焙之，次下东流水浸满，火煮一伏时，去柳末纸袋，取用。近人以煎银垆底代之，误矣。垆底能消炼一切衣帛，焉可服耶？如无真者勿用。制狼毒。

古文钱

周秦汉五代者方可用。以火煅微红，淬醋中六七次用，入目者磨用，入散者用胡桃研成粉。

铁

畏磁石、火炭、皂荚、猪犬脂、乳香、朴硝、硇砂、盐、卤、荔枝，制石亭脂毒。凡诸草木药皆忌铁器，而补肾药尤忌之，否则反消肝肾。

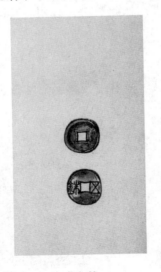

古文钱

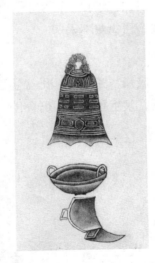

生铁

铁锈

此铁上赤衣也。刮下用。

石部

丹砂

即朱砂也，有数种。硫砂如拳许大，或重一镒，有十四面，面如镜，若遇阴沉天雨，即镜面上有红浆汁出。有梅柏砂，如梅子许大，夜有光生，照见一室；有白庭砂，如帝珠子许大，面上有小星现；有神座砂，又有金座砂、玉座砂，不经丹灶，服之而自延寿命；次有辰锦砂、芙蓉砂、箭镞砂，以上九种，皆可入药用。丹砂入药，只宜生用，慎勿升炼，一经火炼，饵之杀人。研须万遍，要若轻尘，以磁石吸去铁气。恶磁石，畏盐水、车前、石韦、皂荚、决明、瞿麦、南星、乌头、地榆、桑椹、紫河车、地丁、马鞭草、地骨皮、阴地厥、白附子，忌诸血。

云母

凡使，色黄黑者、厚而顽赤色者、经妇人手把者，并不中用。须要光莹如冰色者为上。凡修事一斤，先用小地胆草、紫背天葵、生甘草、地黄汁各一镒，干者细剉，湿者取汁了，于瓷埚中安云母于诸药了，下天池水三镒，着火煮，煮一日夜，水火勿令失度，其云母自然成碧玉浆在埚底，却以天池水猛投其中，将物搅之，浮如埚涎者即去之，如此三度，淘净了，取沉香一两捣作末，以天池水煎沉香汤三升已来，分为三度，再淘云母浆了，日中晒，任用之。泽泻为之使，恶徐长卿、羊血，畏鮀甲、矾石、东流水、百草上露、茅屋漏水，制汞，伏丹砂。

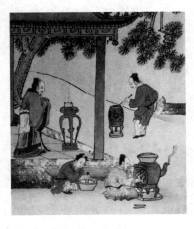 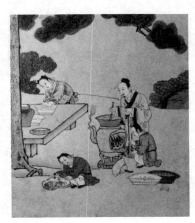

炮制丹砂　　　　　　　　　　炮制云母

石钟乳

凡使，勿用头粗厚并尾大者，为孔公石，不用。色黑及经大火惊过，并久在地上收者，曾经药物制者，并不得用。须要鲜明薄而有光润者，似鹅翎筒子为上，有长五六寸者。凡修事法，以五香水煮过一伏时，然后漉出，又别用甘草、紫背天葵汁渍，再煮一伏时，凡八两钟乳，用沉香、零陵、藿香、甘松、白茅等各一两，以水先煮过一度了，第二度方用甘草等二味各二两再煮了，漉出拭干，缓火烘之。然后入臼杵如粉，筛过，却入钵中，令有力少壮者三两人不住研三日夜勿歇，然后用水飞澄了，以绢笼之，于日中晒令干，又入钵中研两万遍后，以瓷盒子收贮用之。蛇床为之使，恶牡丹、玄石、牡蒙、人参、二术，忌羊血，畏紫石英、蘘草、韭实、独蒜、胡葱、胡荽、麦门冬、猫儿眼草。

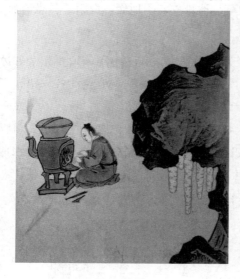

石钟乳

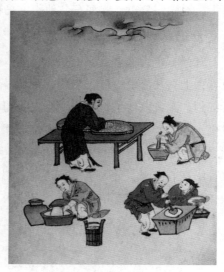

炮制石钟乳

矾石

生用解毒，煅用生肌。甘草为之使，恶牡蛎，畏麻黄、红心灰藋。

芒硝

水飞过，用五重纸滴过去脚，于铛中干之，方入乳钵研如粉，任用。芒硝是朴硝中炼出，形似麦芒者，号曰"芒硝"。火为之使，恶苦参、苦菜，畏女菀、杏仁、竹叶。

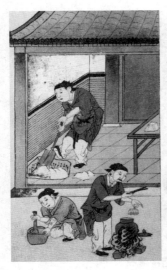
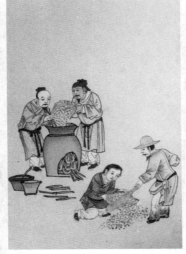
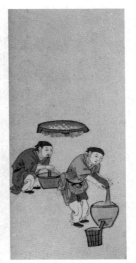

炮制矾石　　　　　　　　　朴硝　　　　　　　　　炮制芒硝

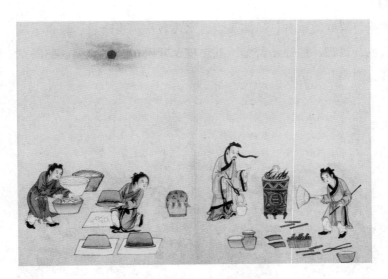

修治玄明粉

滑石

　　以刀刮去浮面黄者，研如粉，以牡丹皮同煮一伏时，除去牡丹皮，取滑石用东流水淘飞去下脚七次，于日中晒干方用。白如凝脂软滑者良。石韦为之使，恶曾青，制雄黄。

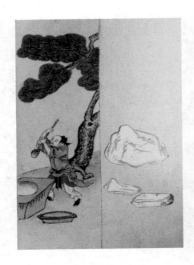

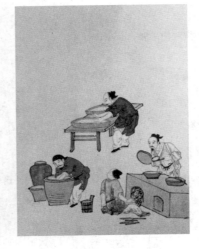

滑石 　　　　　　　　　　　　　　炮制滑石

雄黄

　　取透明色鲜红质嫩者，研如飞尘，水飞数次。畏南星、地黄、莴苣、地榆、黄芩、白芷、当归、地锦、苦参、五加皮、紫河车、五叶藤、鹅肠草、鸡肠草、鹅不食草、圆桑叶、猬脂。

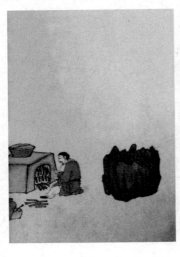

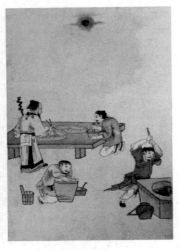

雄黄 　　　　　　　　　　　　　　炮制雄黄

石硫黄

　　研如飞尘，用以杀虫行血。曾青、石亭脂为之使，畏细辛、朴硝、铁、醋、黑锡、猪肉、鸭汁、余甘子、桑灰、益母、天盐、车前、黄柏、石韦、荞麦、独帚、地骨皮、地榆、蛇床、蓖麻、菟丝、蚕砂、紫河、波棱、桑白皮、马鞭草。

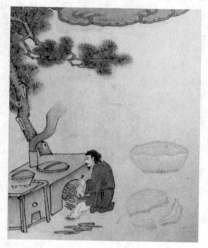

石硫黄

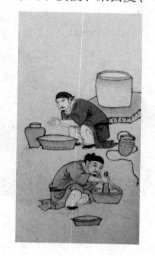

炮制石硫黄

食盐

凡盐，多以矾硝石灰之类杂之，入药须用水化，澄去脚滓，煎炼白色乃良。漏芦为之使。

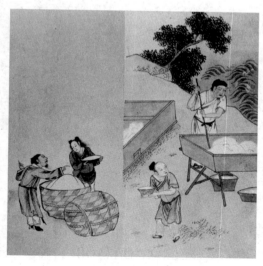

盐

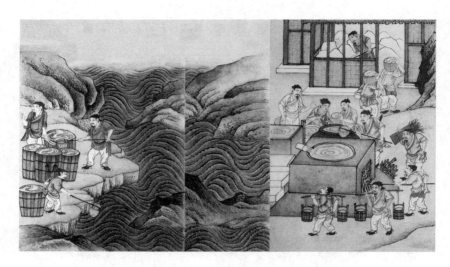

海盐

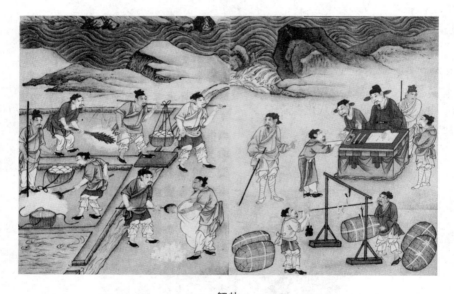

解盐

水银

凡使，草中取者并旧朱漆中者、经别药制过者、在尸过者、半生半死者，俱勿用。在朱砂中产出者，其色微红，收得后用芦葫收，免遗失。先以紫背天葵并夜交藤自然汁二味同煮一伏时，其毒自退。若修十两，用前两味汁各七镒，和合，煮足为度。畏磁石、砒石、黑铅、硫黄、大枣、蜀椒、紫河车、松脂、松叶、荷叶、谷精草、金星草、萱草、夏枯草、莨菪子、雁来红、马蹄香、独脚莲、水慈菇、瓦松、忍冬。

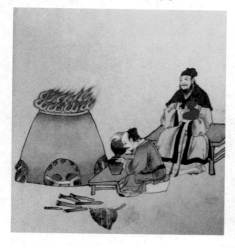

炮制水银

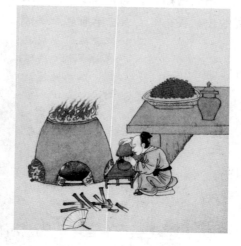

煅水银炉与取水银朱砂

石膏

雪白有墙壁者真，即市之寒水石也。石臼中捣成粉，以密绢罗过，生甘草水飞过了，水澄令干，重研用之。作散者煅熟，入煎剂半生半熟。鸡子为之使，畏铁，恶莽草、巴豆、马目毒公。

磁石

欲验者，一斤磁石，四面只吸铁一斤者，此名延年沙；四面只吸得铁八两者，号曰续末石；四面只吸得五两以来者，号曰磁石。修事一斤，用五花皮一镒、地榆一镒、故绵十五两，三件并细剉，以捶于石上碎作二三十块子。将磁

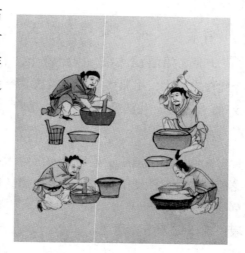

炮制石膏

石于瓷瓶中，下草药，以东流水煮三日夜，然后漉出拭干，以布裹之，向大石上再捶令细了，却入乳钵中研细如尘，以水沉飞过了，又研如粉用之。柴胡为之使，杀铁毒，消金，恶牡丹、莽草，畏黄石脂，伏丹砂，养汞，去锅晕。

阳起石

用火煅透红，研极细如面。桑螵蛸为之使，恶泽泻、雷丸、菌桂、石葵、蛇蜕皮，畏菟丝子，忌羊血。

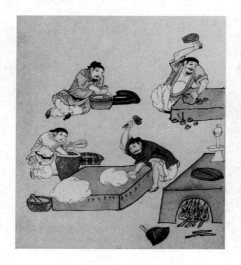

炮制磁石

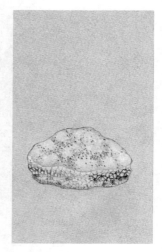

阳起石

石灰

凡使，用醋浸一宿，漉出待干，下火煅，令腥秽之气出，用瓶盛着，密盖放。令拭上灰令净，细研用。去锡晕，制三黄、硇砂、硝石。

砒霜

凡使，用小瓷瓶子盛后，入紫背天葵、石龙芮二味，三件便下火煅，从巳至申，便用甘草水浸，从申至子出，拭干入瓶盛，于火中煅，别研三万下，用之。一法：每砒霜一两，打碎，用明矾一两，为末，盖砒上，贮罐中，入明火一煅，以枯矾为度，砒之悍气随烟而

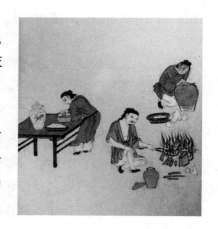

炮制石灰

去，驻形于矾中者，庶几无大毒，用之不伤也。用砒霜即用矾霜是也，似简便。畏绿豆、冷水。青盐、鹤顶草，硝石、蒜、水蓼、常山、益母、独帚、木律、菖蒲、三角酸、鹅不食草、波棱、莴苣，皆能伏砒。

礞石

与火硝相半入阳城罐封固，煅存性，研如飞尘入药。得焰硝良。

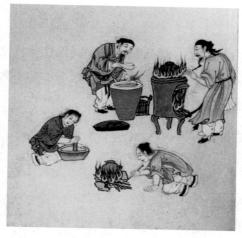

炮制砒霜

礞石

草部

人参

色微黄，皮薄，滋润明亮，阔而独株，味甘，回味不苦者良。去芦。茯苓、马蔺为之使，恶卤咸、溲疏，畏五灵脂。

天门冬

劈破去心，用柳木甑烧柳木柴蒸一伏时，洒酒令遍，更添火蒸，出，曝。地黄、贝母、垣衣为之使，忌鲤鱼，畏曾青、浮萍，制雄黄、硇砂。

麦门冬

产杭州苋桥，细白而皱者良。水洗去心，大抵一斤须减去五六两。凡入汤液，或以水润去心，或以瓦焙，乘热去心。若入丸散，须瓦焙熟，即于风

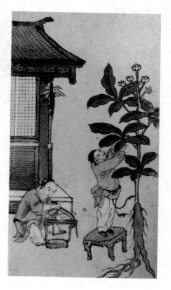

人参

中吹冷，如此三四次，即易燥，且不损药力。或以汤浸，捣膏和药，亦可。滋补药则以酒浸擂之。地黄、车前为之使，恶款冬、苦芙、苦瓠，畏苦参、青葙、木耳，伏石钟乳。

甘草

须去头尾尖处，头尾吐人。截作三寸长，劈破作六七片，以瓷器盛之，用酒浸蒸，从巳至午出，曝干。或用清水蘸炙，或切片用蜜水拌炒。如泻火，生用。术、苦参、干漆为之使，恶远志，忌猪肉。

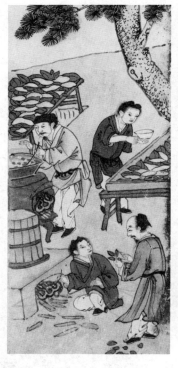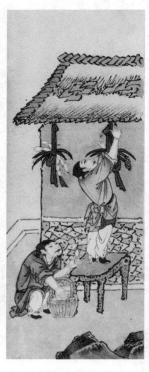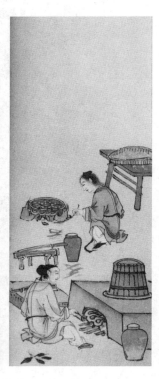

炮制天门冬　　　　　　炮制麦门冬　　　　　　炮制甘草

生地黄

大如大指，坚实者佳。酒洗晒干，以手擘之有声为度；好酒拌匀，置瓷瓮内，包固，重汤煮一昼夜，胜于蒸者，名熟地黄。生者酒洗用。得酒、麦门冬、姜汁、缩砂良，恶贝母，畏芜荑，忌葱、蒜、萝卜、诸血。制地黄勿犯铜铁器，令人肾消并白发，男损荣，女损卫也。

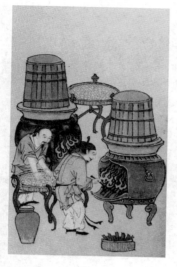

炮制地黄

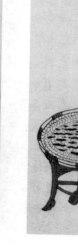

九蒸九晒地黄

菖蒲

勿用泥菖、夏菖，其二件相似，如竹，根鞭形，黑，气秽味腥，不堪用。石上生者，根条嫩黄坚硬，节稠，长一寸有九节者是真也。用铜刀刮上黄黑硬节皮一重了，用嫩桑枝条相拌蒸，出，曝干。秦皮、秦艽为之使，恶麻黄、地胆，忌饴糖、羊血、铁器。

黄连

非真川黄连不效。折之中有孔，色如赤金者良。去须切片，分开粗细，各置姜汁拌透，用绵纸衬，先用山黄土炒干，研细，再炒至将红，以连片隔纸放上，炒干，再加姜汁，切不可用水，纸焦易新者，如是九次为度。赤痢用湿槐花拌炒，上法入痢药中。至于治本脏之火，则生用之；治肝胆之实火，则以猪胆汁浸炒；治肝胆之虚火，则以醋浸炒；治上焦之火，则以酒炒；治中焦之火，则以姜汁炒；治下焦之火，则以盐水或朴硝炒；治气分湿

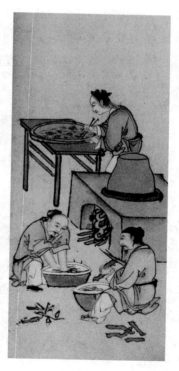

炮制菖蒲

热之火，则以茱萸汤浸炒；治血分块中伏火，则以干漆水炒。诸法不独为之导引，盖辛热能制其苦寒，咸寒能制其燥性，在用者详酌之。黄芩、龙骨、理石为之使，忌猪肉，畏牛膝、款冬，恶冷水、菊花、玄参、白僵蚕、白鲜、芫花。

胡黄连

似干柳枝，心黑外黄，折之尘出如烟者真。忌、恶同黄连，忌铁。

菊花

真者，味甘色黄，单瓣光心，去蒂用。术、枸杞根、桑根白皮、青葙叶为之使。

白术

米泔浸去油者，山黄土裹，蒸晒九次，洗净去皮，切片晒干。防风、地榆为之使，忌桃、李、雀肉、菘菜、青鱼。

苍术

出茅山，细而带糖香，味甘者真。米泔浸，洗极净，刮去皮，拌黑豆蒸，又拌蜜酒蒸，又拌人乳透蒸，凡三次，蒸时须烘晒极干，气方透。忌同白术。

菟丝子

米泔淘洗极净，略晒，拣去稗草子，磨五六次，酒浸一宿，慢火煮干，木槌去壳。一法：用酒煮一昼夜，捣作饼，晒干，然后复研方细。一法：以白纸条同研方细。薯蓣、松脂为之使，得酒良，恶藿菌。

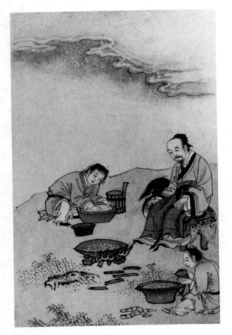

炮制黄连

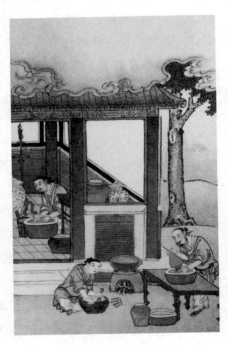

炮制菟丝子

牛膝

酒浸，蒸，曝干。长二尺五寸以上者方佳，蜀地及怀庆产者良。恶萤火、龟甲、陆英，畏白前，忌牛肉。

茺蔚子

花红者良。忌铁，制三黄、砒石。

柴胡

凡使，茎长软，皮赤，黄髭须，出在平州平县，即今银州银县也。西畔生处有白鹤、绿鹤于此翔处，是柴胡香直上云间，若有过往闻者，皆气爽。此种治骨蒸，不入发表药。去髭并头，勿令犯火，立便无效也。半夏为之使，恶皂荚，畏女菀、藜芦。

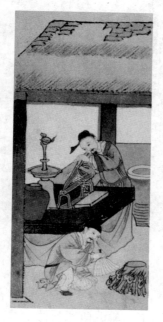

炮制牛膝

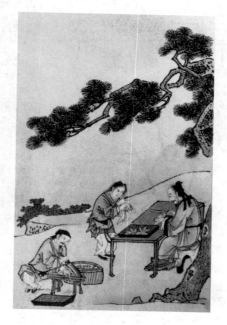

炮制柴胡

前胡

切开白色者良。水洗，用竹刀刮去苍黑皮并髭、土了，细剉，以甜竹沥浸令润，日中晒干用。使、恶、畏同柴胡。

独活　羌活

细剉，拌淫羊藿裹二日后，曝干，去淫羊藿用，免烦人心。此服食家治法，寻常去皮或焙用尔。蠡实为之使。

升麻

绿色者良。治滞下用醋拌炒。

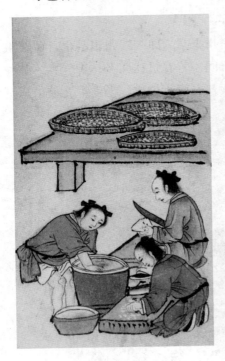

炮制前胡

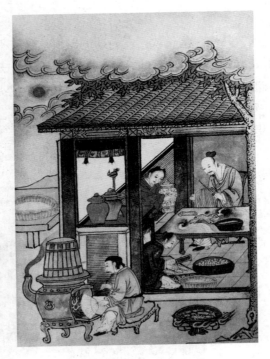
炮制升麻

车前子

自收玄色者良。卖家多以葶苈子代充，不可不辨。使叶勿使蕊茎。入补益药中，用米泔淘净，蒸；入利水治泄泻药，炒为末用。常山为之使。

木香

形如枯骨，油重者良。忌见火。入煎药，磨汁纳熟汤中服。若实大肠，宜面煨熟用。

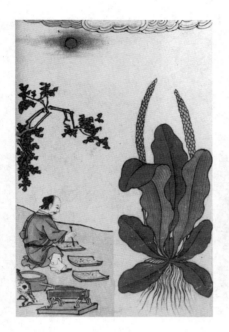
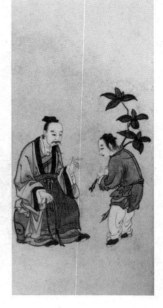

炮制车前子　　　　　　　　　　　炮制木香

薯蓣

补益药及脾胃中熟用，外科生用。切用铜刀。紫芝为之使，恶甘遂。

萎蕤

凡使，勿用黄精并钩吻，二物相似。萎蕤上有须毛，茎斑，叶尖处有小黄点，为不同。采得以竹刀刮去节皮，洗净，以蜜水浸一宿，蒸了，焙干用。畏卤咸。

薏苡仁

颗小色青味甘，用糯米炒，咬着粘人齿。凡一两，以糯米一两同炒，令糯米熟，去糯米取使。或以盐汤煮过亦得。一法：瀼汤泡三次，去油，蒸气，日干用。

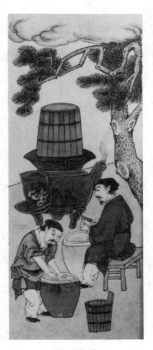

炮制薯蓣

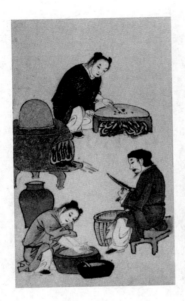

炮制萎蕤

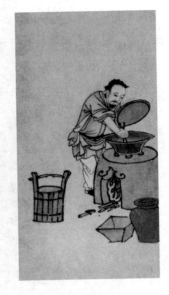

炮制薏苡仁

泽泻

不油不蛀者良。细剉，酒浸一宿，漉出，曝干用。一法：米泔浸去毛，蒸；或捣碎，焙。畏海蛤、文蛤，忌铁。

远志

去心，若不去心，服之令人闷。去心了，用熟甘草汤浸一宿，漉出，曝干用之。得茯苓、龙骨、冬葵子良，畏珍珠，飞廉、藜芦、齐蛤。

龙胆草

甘草汤中浸一宿，至明漉出。曝干用。勿空腹饵之，令人溺不禁。贯众、赤小豆为之使，恶地黄、防葵。

细辛

拣去双叶，服之害人。洗净去泥沙。曾青、草根为之使，忌生菜、狸肉，恶黄芪、狼毒、山茱萸，畏滑石、硝石。

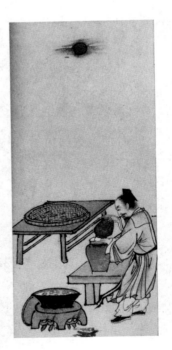

炮制远志

石斛

长而中实，味不苦者真。去头土了，用酒浸一
宿，漉出，于日中曝干，却用酥蒸，从巳至酉，却徐徐焙干。用石斛、锁阳涩
丈夫元气，如斯修事，服满一镒，永不骨痛。暂使酒蒸用，服饵当如法。陆英
为之使，恶凝水石、巴豆，畏雷丸。

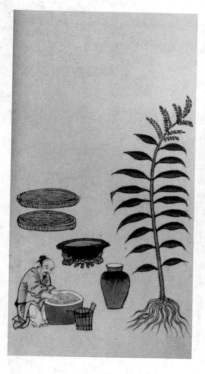

细辛

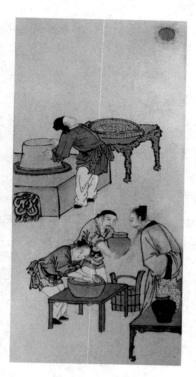

炮制石斛

巴戟天

去心，用枸杞子汤浸一宿，待稍软漉出，却用酒浸一伏时，又漉出，用菊
花同熬令焦黄，去菊花，用布拭令干用。今法惟以酒浸一宿，剉，焙，入药。
若急用，只以温水浸软去心也。覆盆子为之使，恶雷丸、丹参、朝生。

菴蔄子

煮汁作饮，为末作散，俱可。荆子、薏苡为之使。

芎䓖

形块重实，色白者良。白芷为之使，畏黄连，伏雌黄。

刺蒺藜

净拣择了，蒸，从午至酉出，日干，于木臼中舂，令皮上刺尽，用酒拌再蒸，从午至酉出，日干用。一法：炒，研去刺为末。如入煎药，临时调服，不入汤煎。乌头为之使。

沙菀蒺藜

绿色，形如腰子，细而香如天池茶者真。即同州多伪者。或炒，或酒浆拌蒸，亦不入汤药。

黄芪

软如绵，直而细，中有菊心，味甘者良。补气药中蜜炙用，疮疡药中盐水炒用，俱去皮。茯苓为之使，恶白鲜、龟甲。

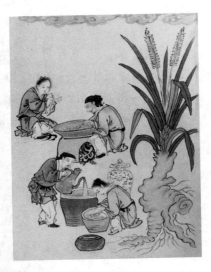

炮制巴戟天

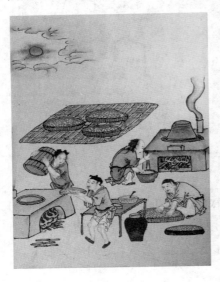

炮制白蒺藜

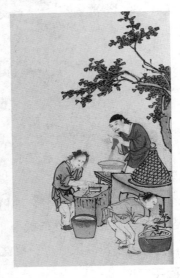

炮制黄芪

肉苁蓉

肥大者良。用清酒浸一宿，至明以棕刷去沙土浮甲尽，劈破中心，去白膜一重，如竹丝草样，是此偏隔人心前气不散，令人上气不出。凡使用，先须酒浸，并刷草了，却蒸从午至酉出，又用酥炙得所。忌铁。

防风

实而润，头节坚者良。去芦并叉头叉尾者、形弯者，令人吐，勿用。畏萆薢，恶干姜、藜芦、白蔹、芫花。

蒲黄

自采者真。勿用松黄并黄蒿，其二件全似，只是味粗及吐人。凡欲使蒲黄，须隔三重纸焙令色黄，蒸半日，却焙令干，用之妙。行血生用，止血炒用。

续断

皱皮黄色，折之烟尘起者良。用酒浸一伏时，捶碎去筋，焙干用。地黄为之使，恶雷丸。

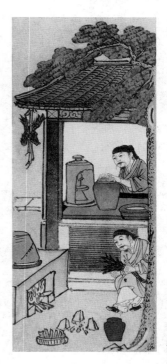

炮制肉苁蓉

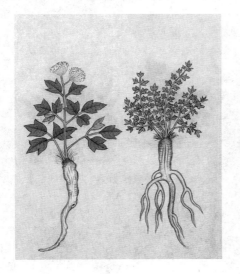

防风

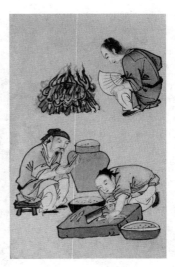

炮制续断

漏芦

枯黑如漆，味不苦酸者真。细剉，拌生甘草相对蒸，从巳至申，去甘草，拣净用。连翘为之使。

天名精

一名过冬青，即荔枝草，吴人又呼为天麻、地菘。擂汁服。垣衣、地黄为之使。

决明子

炒研。蓍实为之使，恶大麻子。

丹参

去芦。卖家多染色，须辨之。畏盐水。

茜根

勿用赤柳草根，真似茜根，只是滋味涩，不入药中用。若服，令人患内瘴眼，速服甘草水解之。凡使，用铜刀于槐砧上剉，日干，勿犯铁并铅。畏鼠姑，制雄黄。

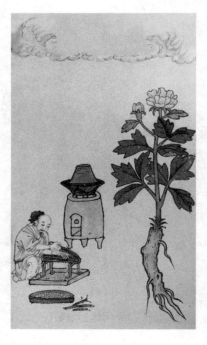
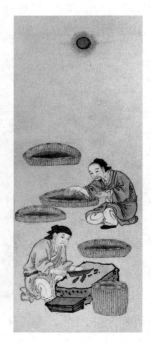

炮制漏芦　　　　　　　　炮制茜根

五味子

辽东者佳，去枯者。铜刀劈作两片，用蜜浸蒸，从巳至申，或晒，或烘炒。苁蓉为之使，恶葳蕤，胜乌头。

忍冬

花四月采，藤叶不拘时采，俱阴干，不见日火。

蛇床子

凡使，须用浓盐汁、百部煎浓汁，二味同浸三伏时，漉出，日干，却用生地黄汁相拌蒸，从午至亥，日干用。恶牡丹、贝母、巴豆，伏硫黄。

茵陈蒿

须用叶有八角者。采得阴干，去根，细剉用。勿令犯火。山茵陈，俗呼为帝钟茵陈，即八角也。伏硇砂。

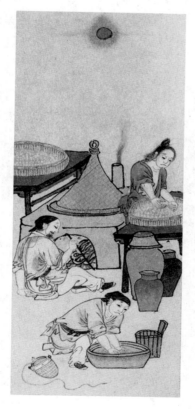
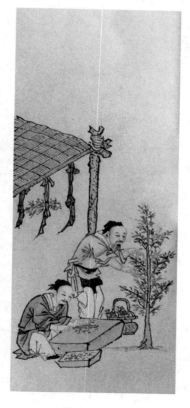

炮制蛇床子　　　　　炮制茵陈蒿

沙参

去芦。白实味甘者良。恶防己。

王不留行

拌湿蒸之，从巳至未，以浆水浸一宿，焙干用。

干姜

马湖者良。微炒。若治产后血虚发热及止血，俱炒黑。温中炮用，散寒邪，理肺气。止呕生用。秦椒为之使，恶黄芩、黄连、天鼠粪，杀半夏、南星、莨菪毒。

生姜

不宜使熟，宜捣绞汁，待药煎成倾入，方不失生字之义。如入药煎，乃熟姜，非生姜矣。使、恶、杀同干姜。

葈耳实

蒸用，或炒熟，捣去刺用。忌猪肉、马肉、米泔。

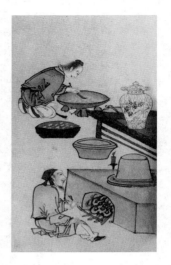

炮制王不留行

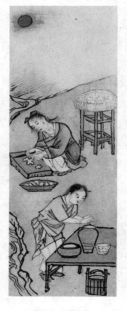

炮制生姜

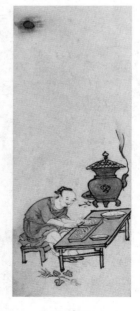

炮制葈耳实

葛根

雪白多粉者良。

葛花

消酒煎饮。

栝楼根

雪白多粉者良。枸杞为之使，恶干姜，畏牛膝、干漆。

栝楼仁

捣碎，用粗纸压去油。

苦参

先须用糯米浓泔汁浸一宿，上有腥秽气并在水面上浮，并须重重淘过，即蒸，从巳至申出，曝干，细剉用之，不入汤药。玄参为之使，恶贝母、漏芦、菟丝子，伏汞、雌黄、焰硝。

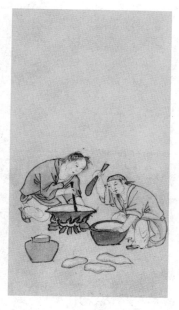

炮制栝楼

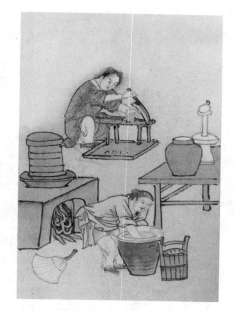

炮制苦参

当归

色白味甘者良。去尘并头尖硬处一分以来，洗净，酒浸一宿。若要破血，即使头一节硬实处；若要止痛止血，即用尾；若一概用，不如不使。服食无效，单使妙也。恶蒿茹、湿面，制雄黄，畏菖蒲、生姜、海藻、牡蒙。

麻黄

陈久者良。去节并沫，若不尽，服之令人闷。用夹刀剪去节并头，槐砧上用铜刀细剉，煎三四十沸，竹片掠去上沫尽，漉出，熬干用之。厚朴、白薇为之使，恶辛夷、石韦。

白芍药

以竹刀刮去粗皮并头土了，剉之，将蜜水拌蒸，从巳至未，曝干用之。今人多以酒浸蒸，切片，或用炒亦良。须丸、乌药、末药为之使，恶石斛、芒硝。

赤芍药

制度并使、恶同白芍药。

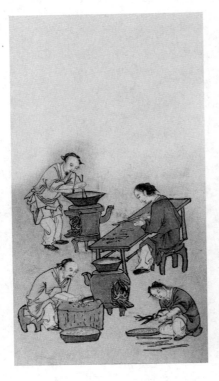

炮制麻黄

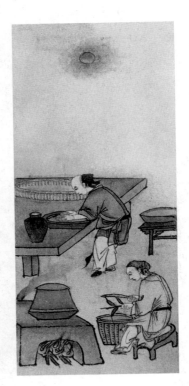

炮制芍药

瞿麦

只用蕊壳，不用茎叶。若一时使，即空心，令人气咽，小便不禁。凡欲用，先须以堇竹沥浸一伏时，漉出，晒干用。牡丹、蓑草为之使，恶螵蛸，伏丹砂。

玄参

墨黑者良。用蒲草重重相隔，入甑蒸两伏时后，出，干。勿令犯铜铁，饵之噎人喉，丧人目。拣去蒲草尽了，用之。一法：用酒洗去尘土，切片，晒干用。恶黄芪、干姜、大枣、山茱萸。

秦艽

凡使秦并艽，须于脚纹处认取。左纹列为秦，治疾；右纹列为艽，即发脚气。凡用秦，先以布拭上黄肉毛尽，然后用童便浸一宿，至明出，日干用。菖蒲为之使，畏牛乳。

百合

白花者良，酒拌蒸。

知母

皮黄肉白者良。于槐砧上细到，焙干，木臼杵捣。一法：去毛蜜炙，勿令犯铁器。得黄柏及酒良，伏硼砂、盐。

贝母

黄白轻松者良。先于柳木灰中炮令黄，劈破，去内口鼻上有米许大者心一小颗后，拌糯米于铫上同炒，待米黄熟，然后去米，取出。其中有独颗团不作两片、无皴者，号曰"丹龙精"，不入药用；若误服，令人筋脉不收，用黄精、小蓝汁合服，立愈。厚朴、白薇为之使，恶桃花，畏秦艽、莽草、礜石。

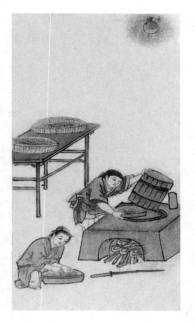

炮制玄参

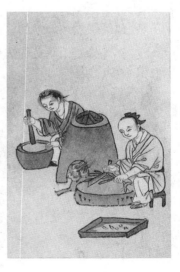

炮制知母

白芷

白色不蛀者良。当归为之使，恶旋覆花，制雄黄、硫黄。

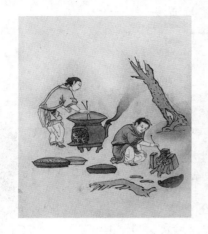

炮制贝母

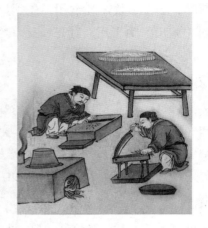

炮制白芷

淫羊藿

细剉，用羊脂相对拌炒过，待羊脂尽为度。每修事一斤，用羊脂四两为度也。薯蓣、紫芝为之使，得酒良。

黄芩

入肺经用枯芩，去腐，酒浸，切，炒。入大肠或安胎等，俱用子芩，酒浸，切，炒。龙骨、山茱萸为之使，恶葱实，畏丹砂、牡丹、藜芦。

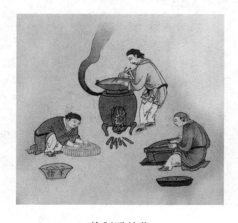

炮制淫羊藿

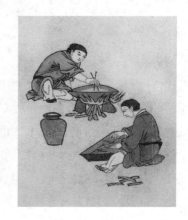

炮制黄芩

狗脊

凡修事，火燎去毛，细剉了，酒拌蒸，从巳至申出，曝干用。萆薢为之使，恶莎草、败酱。

茅根

洗净，捣烂，勿用露根。

紫菀

用东流水淘洗令净，用蜜浸一宿，火上焙干用。凡修事一两，用蜜二分。款冬为之使，恶天雄、藁本、雷丸、远志、瞿麦，畏茵陈。

紫草

真者方佳。须用蜡水蒸之，待水干，取，去头并两畔髭，细剉用。每修事紫草一斤，用蜡三两，于铛中熔净便投蜡水作汤用。

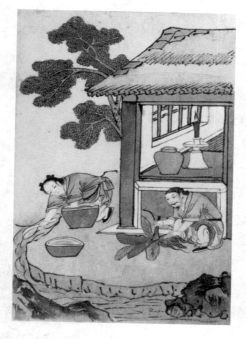

炮制紫菀

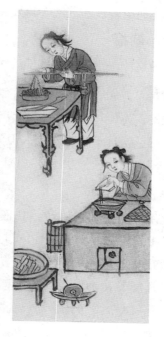

炮制紫草

通草

即木通也。有紫、白二色，紫者皮浓味辛，白者皮薄味淡，二者皆能通利。

藁本

去芦，水洗，切。恶茴茹，畏青葙子。

石韦

背有黄毛，须拭极净，羊脂拌炒焦黄色。滑石、杏仁、射干为之使，得菖蒲良，制丹砂、矾石。

萆薢

其根细长浅白者真。酒浸一宿，焙干。忌铁，薏苡为之使，畏前胡、柴胡、牡蛎、大黄、葵根。

艾叶

产蕲州者良。入药用新，炙火用陈。苦酒、香附为之使。

地榆

切之如绵者良。酒洗。得发良，恶麦门冬，伏丹砂、雄黄、硫黄。

大小蓟根

消肿捣汁，止血烧灰存性。

海藻

凡使，先须用生乌豆并紫背天葵和海藻三件同蒸一伏时，候日干用之。近人但洗净咸味，焙干用。反甘草。

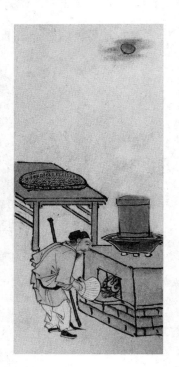

炮制海藻

泽兰

凡使，先要别识雄雌，其形不同。大泽兰形叶皆圆，根青黄，能生血调气，与荣合；小泽兰迥别，采得后看叶上斑，根须尖，茎方，此药能破血，通久积。凡修事大小泽兰，须细锉之，用绢袋盛，悬于屋南畔角上，令干用。防己为之使。

昆布

凡使，先用弊甑箅同煮，去咸味，焙，细锉用。每修事一斤，用甑箅十个，同昆布细锉，二味各一处，下东流水，煮之，从巳至亥，水旋添，勿令少。

防己

凡使，勿使木条，以其木条已黄腥皮皱，上有丁足子，不堪用。凡使防己，要心花纹黄色者，然后细剉。车前草根相对同蒸，半日后出，晒，去车前草根，细锉用之。一法：用酒洗，切。殷孽为之使，恶细辛，畏萆薢、女菀、卤咸，杀雄黄、硝石毒。

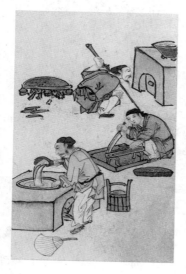

炮制昆布

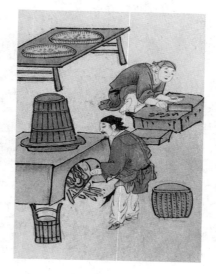

炮制防己

天麻

透明者良。天麻十两，用蒺藜子一镒，缓火熬焦熟后，便先安置天麻十两于瓶中，上用火熬过蒺藜子盖，内外便用三重纸盖并系，从巳至未时，又出蒺藜子，再入熬炒准前，安天麻瓶内，用炒了蒺藜子于中依前盖，又隔一伏时后出，如此七遍，瓶盛出后，用布拭上气汗，用刀劈，焙之，细剉，单捣。一法：面裹煨透，切。

阿魏

凡使，各有讹伪，有三验。第一验，将半铢安于铜器中，一宿至明，沾阿魏处白如银汞，无赤色；第二验，将一铢置于五斗草自然汁中，一夜至明，如鲜血色；第三验，将一铢安于柚树上，树立干，便是真。色黑者力微，黄溏者力上。凡使，先于净钵中研如粉了，于热酒器上裹过，任入药用。

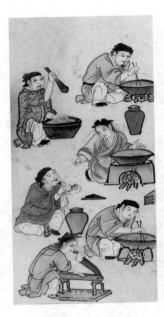

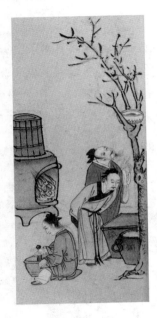

炮制天麻   炮制阿魏

香薷

八九月开花着穗时采之，去根留叶，阴干，勿令犯火。服至十两，一生不得食白山桃也。

款冬花

花未舒者良。去梗蒂，甘草水浸一宿，晒干用。杏仁为之使，得紫菀良，恶玄参、皂荚、硝石，畏贝母、麻黄、辛夷、黄芩、黄芪、连翘、青葙。

牡丹皮

凡使，采得后日干，用铜刀劈破去骨了，细锉，如大豆许，用清酒拌蒸，从巳至未出，日干用。阔而厚者良。忌蒜、胡荽，伏砒，畏菟丝子、贝母、大黄。

郁金

色赤似姜黄，蝉肚者良。置生鸡血中化成水者真。磨汁，临服入药。

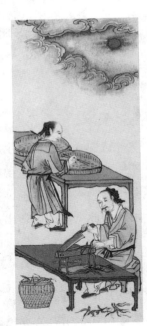

炮制香薷

芦荟

上有青竹纹斑并光腻，味极苦。勿便和众药捣，此药先捣成粉，待众药末出，然后入药中。

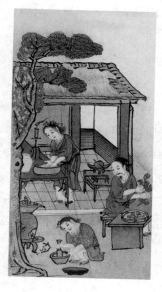

炮制款冬花

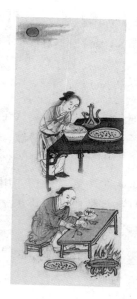

炮制牡丹皮

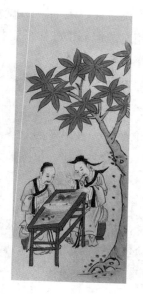

卢会

延胡索

产茅山溪陵涧，粒粒金黄色者良。醋煮，切。

肉豆蔻

不油不蛀不皱皮者佳。糯米作粉，使热汤搜裹豆蔻，于煻灰中炮，待米团子焦黄熟，然后出去米粉用。勿令犯铜铁。

白豆蔻

药煎成，方炒研入，一二沸即起。入丸，待诸药细末后，方入，勿隔宿。

砂仁

略炒，吹去衣，研用。入汤丸，法同白豆蔻。得白檀香、豆蔻为使，入肺；得人参、益智为使，

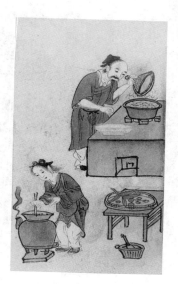

炮制肉豆蔻

入脾；得黄柏、茯苓为使，入肾；得赤、白石脂为使，入大小肠；得诃子、白芜荑、鳖甲良。

香附

细者佳。去毛，以水洗净，拣去砂石，于石臼内捣去皮，用童便浸透，晒，捣用。或以酒、醋、酥、盐水、姜汁浸，俱瓦上焙干。得芎劳、苍术、醋、童子小便良，忌铁。

附子

底平有九角如铁色，一个重一两，即是气全，堪用。修事十两，于文武火中炮令皱折，用刀刮上孕子，并去底尖，劈破，于屋下平地上掘一坑，可深一尺，安于中一宿，至明取出，焙干，用麸炒。欲炮者，灰火勿用杂木火，只用柳木最多。若阴制使，即生去尖皮底，薄切，用东流水并黑豆浸五日夜，然后漉出，于日中曝令干用。凡使，须阴制去皮尖了，每十两用生乌豆五两，东流水六升。一云：此物性太烈，古方用火炮，不若用童便煮透尤良。地胆为之使，得蜀椒、食盐，下达命门。恶蜈蚣、豉汁，畏防风、甘草、人参、黄芪、绿豆、乌韭、童溲、犀角。

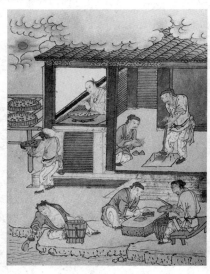

炮制附子

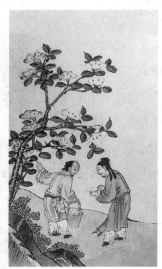

乌喙

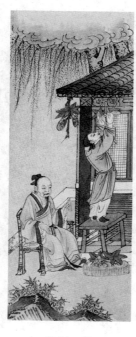

炮制天雄

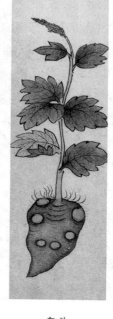

乌头

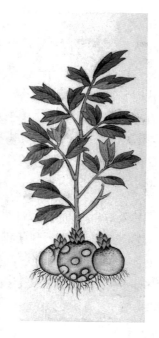

侧子

半夏

　　陈久者良。若修事四两，用捣了白芥子末二两、头醋六两，二味搅令浊，将半夏投中洗三遍，用之。半夏上有巢涎，若洗不净，令人气逆，肝气怒满。若入治痰饮药，用白矾汤入姜汁浸透，洗净用，无白星为度。造曲法：用半夏不拘多少，将滚汤泡过宿，捣烂，每一斗入生姜一斤同捣之，作饼子，用干稻秆或粟麦秆盦之，如盦曲法，干久用。射干、柴胡为之使，恶皂荚、海藻、饴糖、羊血，畏生姜、干姜、秦皮、龟甲、雄黄。

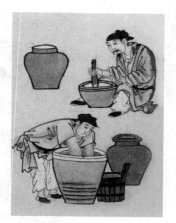

炮制半夏

大黄

　　细切，内纹如水旋斑紧重，剉，蒸从巳至未，晒干。又用腊水蒸，从未至亥，如此蒸七度，却洒薄蜜水再蒸一伏时，其大黄譬如乌膏样，于日中晒干，用之为妙。下药，酒浸一时，煮二三沸即服。黄芩为之使，恶干漆，忌冷水。

桔梗

味苦而有心者良。凡使，去头上尖硬二三分已来，并两畔附枝子。于槐砧上细剉，用百合水浸一伏时，漉出，缓火熬令干用。每修事四两，用生百合五分，捣作膏，投于水中浸。一法：用米泔浸一宿，微焙用。黄芩为之使，畏白芨、龙胆、龙眼，忌猪肉，伏砒。

草蒿

即青蒿，叶细而香，自采佳，阴干。凡使，唯中为妙，到膝即仰，到腰即俯。使子勿使叶，使根勿使茎，四件若同使，翻然成瘤疾。采得叶不计多少，用童溺浸七日七夜后，漉出，晒干。伏硫黄。

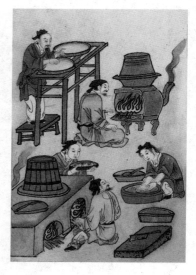

炮制大黄

旋复花

去裹花蕊壳皮并蒂，蒸从巳至午，晒干用。

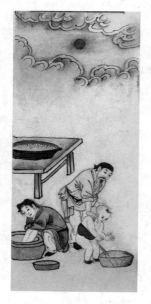

炮制草蒿

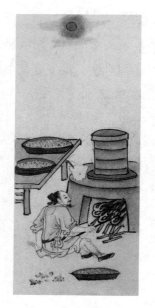

炮制旋复花

射干

不辣者良。米泔水浸一宿，漉出，然后用堇竹叶煮，从午至亥，漉出，日干用之。

常山

如鸡骨者良。春使茎叶，夏秋冬使根。酒浸一宿，至明漉出，日干，熬，捣，少用。勿令老人、久病者服之，切忌。畏玉札，忌葱、菘菜，伏砒石。

甘遂

用生甘草汤、小荠苨自然汁二味搅，浸三日，其水如墨汁，更漉出，用东流水淘六七次，令水清为度，漉出，于土器中熬令脆，用之。一法：面包煨热，去面。瓜蒂为之使，恶远志。

白敛

生取根，捣烂，可傅痈肿。代赭为之使。

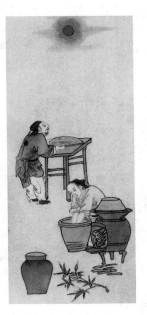

炮制射干

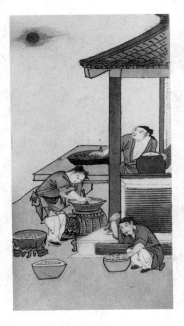

炮制常山

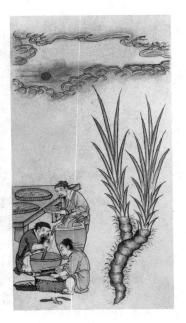

甘遂

白芨

水洗，切。紫石英为之使，恶理石，畏杏仁、李核仁。

贯众

洗净，切片，炒。蘿菌、赤小豆为之使，伏石钟乳。

何首乌

冬至后采者良，入春则芽而中空矣。北人以赝种欺人，香气不能混也。临用勿去皮，以苦竹刀切，米泔浸经宿，同豆九蒸九晒，木杵臼捣之，勿犯铁器。茯苓为之使，忌葱、蒜、萝卜、诸血、无鳞鱼。

威灵仙

去芦，酒洗。忌茶、面汤。

牵牛子

即草金零。入水中淘，浮者去之。取沉者，晒干，拌酒蒸，从巳至未，晒干，临用舂去黑皮，用之。黑者力速，磨取头末入药。得干姜、青木香良。

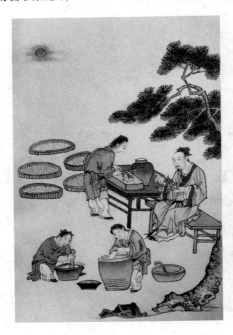

炮制何首乌

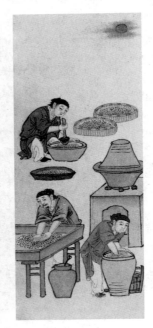

炮制牵牛子

蓖麻子

形似巴豆，节节有黄黑斑点。凡使，先须和皮用盐汤煮半日，去皮取子，研过用。忌炒豆，伏丹砂、粉霜。

天南星

陈久松白者良。滚汤明矾或姜汁拌和泡用。一用泡过者为末，入腊月黑牛胆中阴干用。蜀漆为之使，得火牛胆良，恶莽草，畏附子、干姜、防风、生姜，伏雌黄、丹砂、焰硝。

稀莶

方赤茎者良。采叶阴干，醇酒拌，九蒸九晒。忌铁。

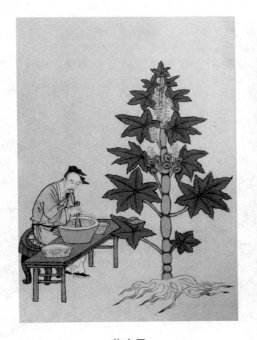

蓖麻子

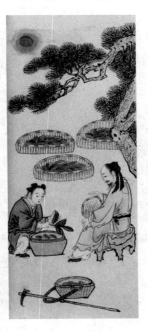

炮制稀莶

苧根

此物大能补阴而行滞血，方药以其目前贱物多不用。

白头翁

花子茎叶同。蠡实为之使，得酒良。

芦根

逆水生并黄泡肥浓味甘者良，露根勿用。去须节并赤黄皮用，其汁消痰开胃，下气除热，解一切食物、鱼虾、河鲀毒。

马兜铃

凡使，采得后去叶并蔓了，用生绢袋盛，于东屋角畔悬令干了，劈作片，取向里子，去革膜并令净，用子。勿令去革膜不尽用之，并皮炒入药。

仙茅

刮上皮于槐砧上，用铜刀切豆许大，却用生稀布袋盛，于乌豆水中浸一宿，取出用酒湿拌了蒸，从巳至亥，取出曝干。勿犯铁，斑人须鬓。禁食牛乳及黑牛肉。

刘寄奴

凡使，去梗，以布拭上薄壳皮令净，拌酒蒸，从巳至申出，曝干用之。茎叶花子皆可用。

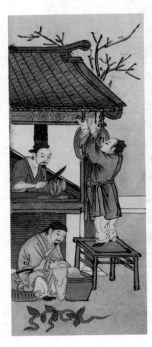 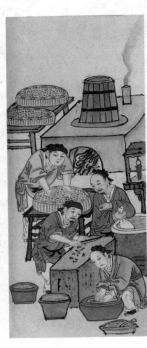 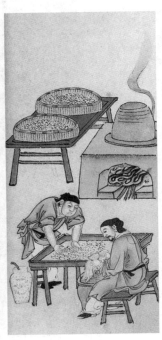

炮制马兜铃　　　　炮制仙茅　　　　炮制刘寄奴

骨碎补

生江南，根着树石上，采得用铜刀刮去上黄赤毛尽，便细切，用蜜拌令润，架柳甑蒸一日后，出，曝干用。一法：去毛，细切后，用生蜜拌蒸，从巳至亥。

连翘

黑而闭口者良，去蒂根，研。

夏枯草

土瓜为之使，忌铁，伏汞砂。

山慈菇根

出浙江处州府遂昌县洪山，地方市中无真者。形光无毛，《本草》注中云"有毛"，误矣。

灯心草

蒸熟待干，折取中心白穰燃灯者，是为熟草；不蒸者，生干剥取，为生草。入药用之最难研，以粳米、粉浆染过，晒干，研末，入水澄之，浮者是灯心也，晒干用。

海金沙

或丸或散，沙及草俱可入药。

萱草根

晒干为末，或用水煎、酒煎，研汁，皆可服。

藿香

自种者良。揉之如茇香气者真，薄荷香者非也。

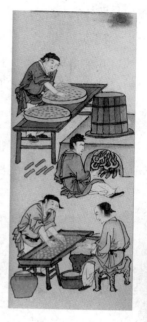

骨碎补

木部

桂

凡使，勿薄者，要紫色厚者，去上粗皮取心中味辛者，使每斤大厚紫桂，只取得五两，取有味厚处生用。如末用，即用重密熟绢并纸裹，勿令犯风。其州土只有桂草，原无桂心，用桂草煮丹阳木皮，遂成桂心。凡用即单捣用之。得人参、甘草、麦门冬、大黄、黄芩，调中益气；得柴胡、紫石英、干地黄，疗吐逆。忌生葱、石脂。

桂枝

即桂之枝条轻薄者。

槐实

凡采得后，去单子并五子者，只取两子三子者。凡使，用铜槌捶之令破，用乌牛乳浸一宿，蒸过用。景天为之使。

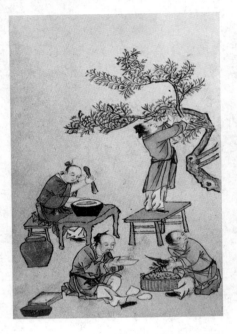
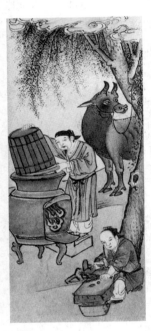

桂 　　　　　　　　　　　　炮制槐实

槐花

未开时采收，陈久者良。入药拣净，酒浸，微炒。若止血炒黑。

枸杞根

即地骨皮。凡使根掘得后，用东流水浸，以物刷上土了，待干，破去心，用热甘草汤浸一宿，然后焙干用。其根若似物命形状者上。春食叶，夏食子，秋食根并子。也制硫黄、丹砂。

枸杞子

去蒂及枯者，酒润一夜，捣烂入药。

柏实

去油者，酒拌蒸，另捣如泥，或蒸熟，曝裂，春籁取仁，炒研入药。瓜子、牡蛎、桂为之使，畏菊花、羊蹄、诸石及面曲，伏砒硝。

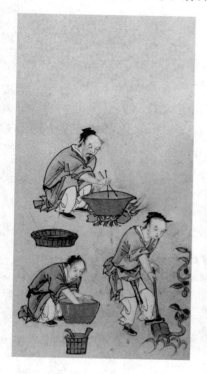

炮制枸杞根

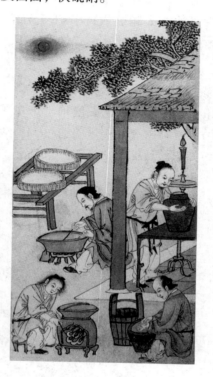

炮制柏子仁

柏叶

向月令采之，春东夏南秋西冬北。使、畏、伏同实。

茯苓

坚白者良。去皮，捣为末，于木盆中搅三次，将浊浮者去之，是茯苓筋，若误服之，令人眼中瞳子并黑睛点小兼盲目，切记。如飞澄净，晒干，人乳拌蒸用，赤茯苓则不必飞也。使、恶、畏、忌同茯神。

茯神

去皮木用。马间为之使，得甘草、防风、芍药、麦门冬、紫石英，疗五脏。恶白敛，畏地榆、秦艽、牡蒙、龟甲、雄黄，忌米醋及酸物。

琥珀

凡用，红松脂、石珀、水珀、花珀、物象珀、瑿珀、琥珀。红松脂如琥珀，只是浊，太脆纹横；水珀多无红，色如浅黄，多粗皮皱；石珀如石重，色黄不堪用；花珀纹似新马尾松心纹，一路赤、一路黄；物象珀，其内自有物命，动此使有神妙；瑿珀，其珀是众珀之长，故号曰瑿珀；琥珀如血色，热于布上拭，吸得芥子者真也，大率以轻而透明者为佳，入药中。用水调侧柏子末安于瓷锅子中，安琥珀于末中了，下火煮，从巳至申，别有异光，别捣如粉，重筛用。一法：用细布包，纳豆腐锅中煮之，然后灰火略煨过。入目制用，安心神生用。

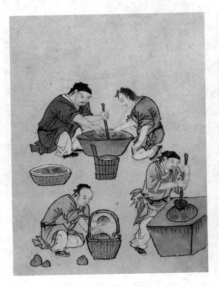

炮制茯苓

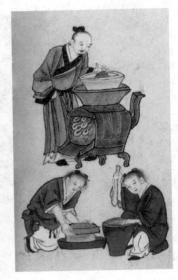

炮制琥珀

酸枣

粒粒粗，勿碎皮者良。炒爆，研细入药，如砂仁法，勿隔宿。恶防己。

不能隔夜存放。炒制之后，酸枣仁产生特异香气，易于服用，同时，炒制裂开后研细易于有效成分的煎出，安神作用有所增强。现炮制方法与古法基本一致。《中国药典》（2015 版）一部酸枣仁来源项下初加工为"秋末冬初采收成熟果实，除去果肉和核壳，收集种子，晒干"。饮片项下酸枣仁的炮制方法为"除去残留核壳。用时捣碎"。炒酸枣仁的炮制方法为"取净酸枣仁，照清炒法炒至鼓起，色微变深。用时捣碎"。酸枣仁现行的炮制品种尚有焦酸枣仁、朱砂制酸枣仁。

黄柏木

即黄柏也。凡使，用刀削上粗皮了，用生蜜水浸半日，漉出，晒干，用蜜涂，文武火炙，令蜜尽为度。凡修事五两，用蜜三两。一法：用盐、酒拌炒褐色。恶干漆，伏硫黄。

辛夷

凡用，去粗皮，拭上白赤毛了，去心，即以芭蕉木浸一宿，漉出，用浆水煮过，从已至未出，焙干用。若治眼目中患，即一时去皮，用向里实者。芎䓖为之使，恶五石脂，畏菖蒲、黄连、蒲黄、石膏、黄环。

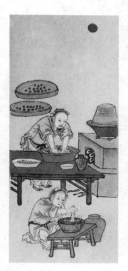
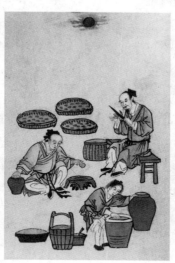
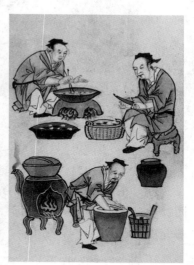

炮制酸枣仁　　　　炮制黄柏　　　　　　炮制辛夷

桑上寄生

凡使，在树上自然生独枝树是也。采得后，用铜刀和根枝茎细剉，阴干了用。忌火。

杜仲

极厚者良。削去粗皮，每一斤，用酥一两、蜜三两和涂，火炙，以尽为度。一法：用酒炒断丝，以渐取屑方不焦。恶玄参、蛇蜕皮。

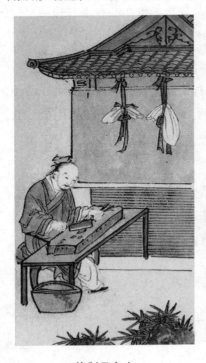
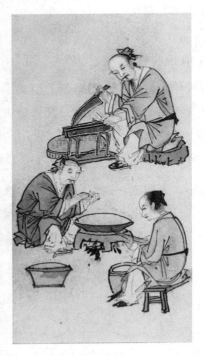

炮制桑寄生　　　　　　　　　　　炮制杜仲

女贞实

按《本草》女贞实与冬青似是而非也。女贞叶长四五寸，子黑；冬青叶团，子微红。俱霜后采，阴干，去粗皮，内更有细皮，实白色，酒拌黑豆，同蒸九次。

丁香

凡使，有雄雌。雄颗小，雌颗大，似櫰枣核，方中多使雌，力大。膏煎中用雄，若欲使雄，须去丁盖乳子，发人背也。入煎药为末调入，或将好投入一二沸即倾。畏郁金，忌火。

沉香

凡使，须要不枯、色黑润者良。如觜角硬，重沉于水下为上也，半沉者次也。入散中用，须候众药出，即入伴和用之；入煎磨汁。忌见火。

乳香

圆小光明者良。一方：以灯心同研，或以糯米数粒同研，或以人指甲二三片同研，或以乳钵坐热水中乳之，云皆易细。总不如研细，和人乳略蒸，再研匀，晒干，研如飞尘为妙。药将沉下，一二沸即起，勿多煮。

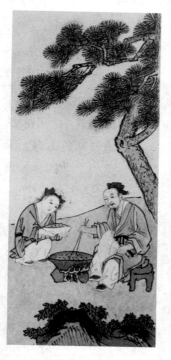

炮制丁香

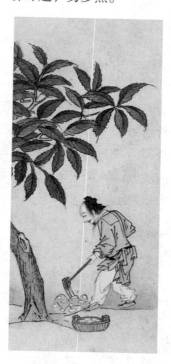

薰陆香

没药

透明者良。制同乳香法。

金樱子

熬膏服，或和药。霜降后采金樱子不拘多少，以粗器微捣去毛刺净，复捣破去子，约有一斗，用水二斗煮之一饭时，漉起清汁，又入白水煮之，又漉起，又入白水煮，三次之后，其渣淡而无味，去之，只将净汁复以细密绢滤过，净锅熬之，如饴乃止，收贮瓷樽中，坐凉水内一宿，用。服之大能固精，《良方》二仙丹即此膏加入芡实粉。

桑根白皮

自采入土东行者。或竹刀，或铜刀刮去黄粗皮，手析成丝，拌蜜瓦上炙。根浮土上者杀人。桂心、续断、麻子为之使，忌铁器。

桑叶

煎汤、研汁、为末，俱可。经霜者另取，洗眼用。

淡竹叶

典箪竹叶，别有用。

竹沥

用取新鲜金竹，锯尺许，中留节，两头去节，劈两开，不拘多少，用砖三块架定，竹两头出砖二寸许，各以瓷盘置于下，候沥滴其中。用烈火熏逼，则两头溅溅滴沥于盘中，竹将自燃，沥便尽矣。就将滴过沥竹为薪，又架新竹于砖上，如前烧逼，任取多少。淡竹、箪竹、苦竹、慈竹，惟四种，各有沥，堪用。姜汁为之使。

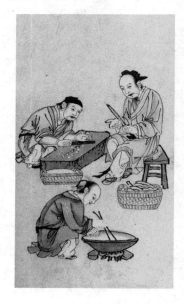

炮制桑白皮

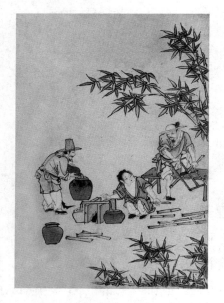

炮制淡竹叶（实为制备竹沥）

竹皮茹

取极鲜竹刮皮，磋去外硬青，勿用。只淡竹、箪竹、苦竹堪用，余不入药。

吴茱萸

凡使，先去叶核并杂物了，用大盆一口，使盐水洗一百转，自然无涎，日干，任入丸散中用。修事十两，用盐二两，研作末，投东流水四斗中，分作一百度洗，别有大效。若用醋煮，即先沸醋三十余沸，后入茱萸，待醋尽，晒干。每用十两，使醋一镒为度。蓼实为之使，恶丹参、硝石、白垩，畏紫石英。

槟榔

凡使，取外存坐稳，心纹如流水，碎破，内纹如锦纹者妙，半白半黑并心虚者不入药用。凡使，须别槟与榔，头圆身形矮毗者是榔，身形尖紫文粗者是槟；槟力小，榔力大。欲使，先以刀刮去底，细切，勿经火，恐无力效，若熟使不如不用。

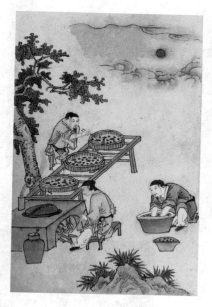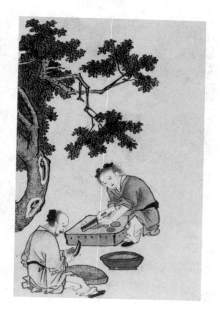

炮制吴茱萸　　　　　　　　　　炮制槟榔

栀子

凡使，勿用颗大者，号曰"伏尸栀子"，无力；须要如雀脑并须长有九路赤色者上。凡使，先去皮须了，取九棱者仁，以甘草水浸一宿，漉出，焙干，捣晒如赤金末用。大率治上焦、中焦连壳用，下焦去壳，洗去黄浆，炒用。治血病，炒黑用。

枳壳

凡使，勿使枳实，缘性效不同。若使枳壳，取辛苦腥并有隟油，能消一切瘕，要陈久年深者为上。用时先去瓤，以麸炒过，待麸黑焦遂出，用布拭上焦黑，然后单捣如粉用。产江右者良。

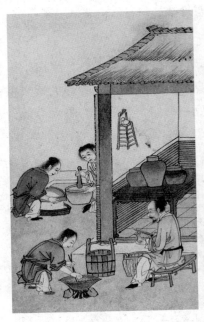

炮制栀子

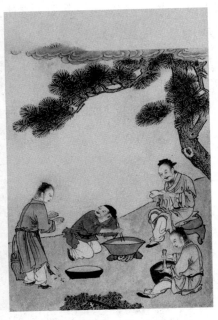

炮制枳壳

枳实

色黑陈久者良。去瓤，麸炒黄色。

厚朴

凡使，要用紫色有油，质浓者良。去粗皮，用酥炙过。每修一斤，用酥四两炙了，细剉用。若汤饮下使，用自然姜汁八两，炙一升为度。干姜为之使，恶泽泻、硝石、寒水石，忌豆。

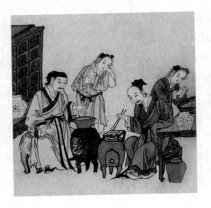

炮制厚朴

山茱萸

凡使，勿用雀儿酥，真似山茱萸，只是核八棱，不入药用。圆而红润肉厚者佳。酒拌，砂锅上蒸，去核了，一斤取肉皮用，只秤成四两已来。凡蒸药，用柳木甑，去水八九寸，水不泛上，余悉准此。蓼实为之使，恶桔梗、防风、防己。

乌药

连珠者良。洗净，切。

龙眼

生者，沸汤瀹过食，不动脾。

安息香

或烧熏，或末服。

此是笋欲成时，立死者，色黑如漆，五六月收之。

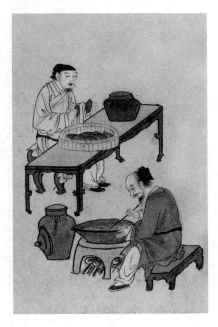

炮制山茱萸

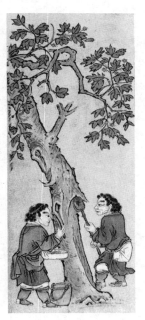

安息香

海桐皮

酒浸服，亦可入煎。

五倍子

或生或炒，俱为末入药。

大腹

擘去垢黑，用温水洗净，再用黑豆汁洗，方可用，日干。此树鸩鸟多棲之，遗屎在皮上，不净恐有毒，今人用之不制，大误。

天竺黄

轻者真。伏粉霜。

蜜蒙花

凡使，先拣令净，用酒浸一宿，漉出候干，却拌蜜令润，蒸从卯至酉出，日干，如此拌蒸三度，又却日干用。每修事一两，用酒八两，浸待色变，用蜜半两蒸为度。此原名水锦花。

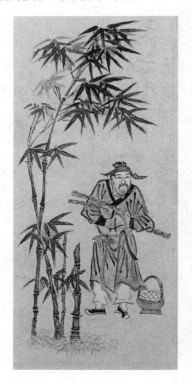

天竺黄

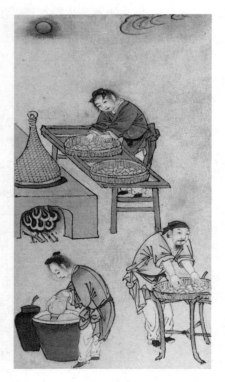

炮制蜜（密）蒙花

巴豆

凡使，巴之与豆及刚子，须在仔细认，勿误用，杀人。巴颗小紧实色黄；豆颗有三棱黑色；刚子颗小似枣核，两头长。巴与豆即用，刚子勿使。凡修事巴豆，敲碎，去油净，用白绢袋包甘草水煮，焙干，或研膏用。每修事一两，以酒、麻油各七合，尽为度。为疮疡傅药，须炒黑存性，能去瘀肉生新肉，有神。芫花为之使，得火良，恶蘘草、牵牛，畏大黄、藜芦、黄连、芦笋、酱豉、豆汁、冷水。

蜀椒

一名南椒。凡使，须去目及闭口者，不用其椒子。先须酒拌令湿，蒸从巳至午，放令密盖，除下火，四畔无气后取出，便入瓷器中盛，勿令伤风用也。杏仁为之使，得盐良，畏款冬花、防风、附子、雄黄、囊吾、冷水、麻仁、浆。

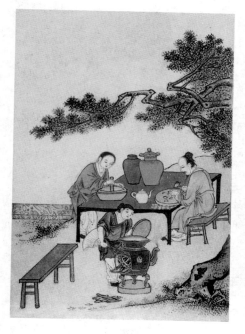

炮制巴豆

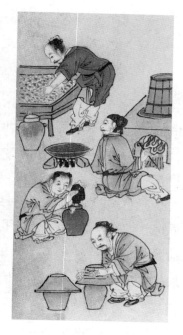

炮制蜀椒

皂荚

凡使，须要赤腻肥并不蛀者，用新汲水浸一宿，用铜刀削上粗皮，用酥反复炙，酥尽为度，取出捶之去子，捣筛，皂荚一两，酥二分。子收得，拣取圆满坚硬不蛀者，用瓶盛，下水于火畔煮，待炮熟剥去硬皮一重了，取向里白嫩肉两片，去黄，其黄消人肾气，将白两片用铜刀细切，于日中干用。一法：面裹煨，去核。柏实为之使，恶麦门冬，畏空青、人参、苦参，伏丹砂、粉霜、硫黄、硇砂。

诃子

本名诃黎勒。凡使，勿用毗黎勒、罨黎勒、榔精勒、杂路勒。若诃黎勒，纹只有六路，或多或少并是杂路勒，毗路勒个个毗，杂路勒皆圆，露纹或八路至十三路，号曰"榔精勒"，多涩不入用。凡修事，先于酒内浸，然后蒸一伏时，其诃黎勒以刀削路，细剉，焙干用之。

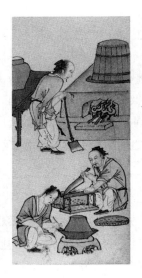

炮制诃梨勒

果部

豆蔻

俗名草果者是也。去蒂并内里子后，取皮，同茱萸于锅中缓炒，待茱萸微黄黑，即去茱萸，取草豆蔻皮及子，杵用之。

莲肉

去心，勿去皮。分作两片，每片分作四小块，瓦上焙焦色。一法：每一斤用獖猪肚一个盛贮，煮熟，捣焙用之。得茯苓、山药、白术、枸杞子良。

荷鼻

采荷叶近蒂者是。畏桐油，伏白银、硫黄。

橘皮

真广陈皮，猪鬃纹，香气异常。去白时不可浸于水中，只以滚汤手蘸三次，轻轻刮去白，要极净。

橘核

以新瓦焙香，去壳取仁，研碎入药。

青皮

以汤浸，去瓤切片，醋拌，瓦炒过用。

枇杷叶

凡使，采得后称，湿者一叶重一两，干者三叶重一两，是气足堪用。以粗布拭上毛令尽，用甘草汤洗一遍，却用绵再拭极净，每一两以酥一分炙之，酥尽为度。如治肺病，以蜜水涂炙；治胃病以姜汁涂炙。此物治咳嗽，如去毛不尽，反令人嗽也。

甘蔗

榨浆饮，消渴解酒，痧疹最宜。

桃仁

七月采之，去皮尖及双仁者。麸炒，研如泥，或烧存性用。此破血行瘀血之要药也。《雷公》法：用白术、乌豆二味，和桃仁同于坩埚子中煮一伏时后，漉出，用手擘作两片，其心黄如金色，任用之。行血宜连皮尖生用。香附为之使。

桃花

三月三日采，阴干之。勿使干叶者，能使人鼻衄不止，目黄。凡用，拣令净，以绢袋盛于檐下悬令干，去尘用。

桃枭

是千叶桃花结子在树上不落者，于十一月内采得。一云：正月采之，中实者良。凡修事，以酒拌蒸，从巳至未，焙干，以铜刀切，焙，取肉用。一法：捣碎炒，若止血，炒黑存性。

杏仁

五月采之，以汤浸，去皮尖及双仁者，麸炒研用。治风寒肺病药中亦有连皮尖用者，取其发散也。

梨子

消热痰，加牛黄末，疗小儿风疾痰涌，有神。解热毒，久服不患痈疽。

橄榄

中河豚毒，煮汁服或生嚼。

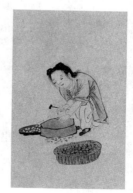

杏仁

山楂

水润，蒸，去核，净肉用。

米谷部

胡麻

凡修事，以水淘，浮者去之，沉者漉出，令干，以酒拌蒸，从巳至亥出，摊晒干，于臼中舂令粗皮一重尽，拌小豆相对同炒，小豆熟即出，去小豆用之，蒸不熟令人发落。与茯苓相宜。

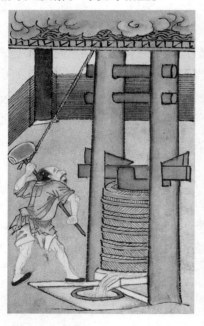
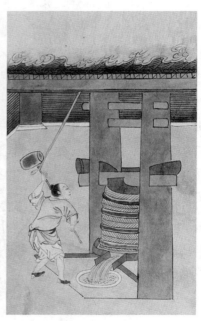

胡麻油　　　　　　　　　　　　　　香油

麻子

极难去壳。取帛包，置沸汤中浸至冷，出之，垂井中一夜，勿令着水，次日日中曝干，就新瓦上挼去壳，簸扬取仁，粒粒皆完。畏牡蛎、白茯苓、白薇。

饴糖

糯米作者入药，粟米者次之，余但可食耳。

生大豆

或捣，或煮汁，或炒屑，各有用。得前胡、乌喙、杏仁、牡蛎、诸胆汁良，恶五参、龙胆、豆黄屑，忌猪肉。小儿以炒豆、猪肉同食，必壅气致死，十有八九；十岁以上不畏也。

赤小豆

法同大豆，合鱼鲊食，成消渴。

大豆黄卷

或胡烂绞汁，或炒为末。用黑大豆为蘖，芽生五寸长便干之，名为黄卷。一法：壬癸日以井华水浸大豆，候生芽去皮，阴干用。得前胡、杏子、牡蛎、乌喙、天雄、鼠屎，共蜜和良，恶海藻、龙胆。

酒

人为火燎，以陈酒浸之，止痛，拔出火毒，令人不死。

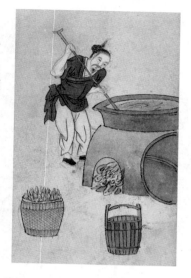

饴糖

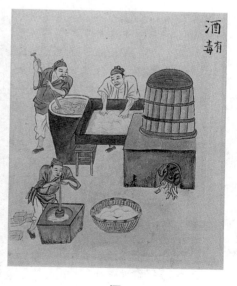

酒

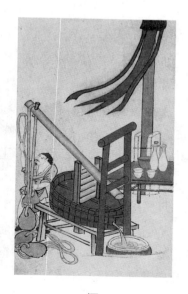

酒

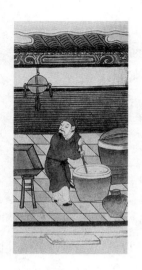

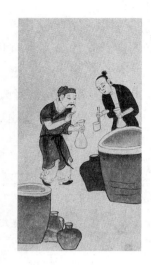

白酒　　　　　　　　　　　醇酒

粟米

即小米，陈者良。与杏仁同食，令人吐泻。

秫米

小儿病患不宜多食。

粳米

陈者下气，病患宜之。

蘖米

凡谷皆可生蘖，有粟、黍、谷、麦、豆诸蘖，皆水浸胀，候生芽，曝干，去须，取其中米炒，研面用，其功皆主消导。粟蘖、稻蘖、矿麦蘖，各有用。

曲

凡使，须陈久者，捣作末后，掘地坑深二尺，用物裹纳坑中，至一宿明出，焙干用。

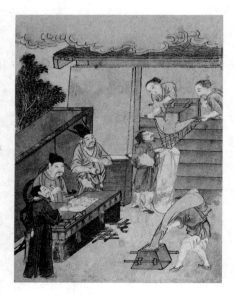

陈廪米

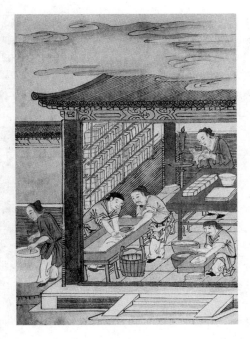

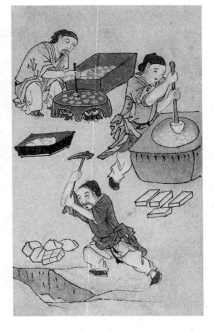

造曲法　　　　　　　　　　　　　制曲

神曲

　　五月五日、六月六日或三伏日为诸神集会之辰，故名神曲，如过此日造者，非也。法用白虎白面一百斤，勾陈苍耳自然汁三升，腾蛇青蓼自然汁四升，青龙青蒿自然汁三升，玄武杏仁四升泡去皮尖，捣烂入面，朱雀赤小豆三升，煮熟去皮，捣烂，和面一处匀，一如造酒面法，以麻叶或楮叶包罯，如造酱黄法，待生黄衣，晒收之。凡用，须火炒黄，以助土气，陈久者良。

菜部

白芥子

研用。

莱菔子

炒研能消食，性峻利，伤人真气，勿久服。

荆芥

陈者良，去梗取穗。若用止血须炒黑。

苏子

自收方真，市者俱伪。略炒，研极细，煎成药，投入二三沸即倾。

紫苏

两面俱紫，自种者真。

薄荷

产苏州龙脑者良。

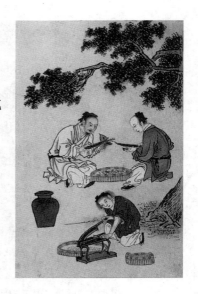

炮制紫苏

兽部

龙骨

骨细纹广者是雌，骨粗纹狭者是雄骨。五色者上，白色者中，黑色者次，黄色者稍得。经落不净之处并妇人采得者不用。洗净抟研如粉，极细方入药，其效始神。但是丈夫服，空心，益肾药中安置，图龙骨气入肾脏中也，《雷公》所云生用法也。一法：用酒浸一宿，焙干，研粉，水飞三度用。如急用，以酒煮，焙干。或云：凡入药，须水飞晒干，每斤用黑豆一斗蒸一伏时，晒干用，否则着人肠胃，晚年作热也。得人参、牛黄、黑豆良，畏石膏、铁，忌鱼。

龙齿

捣碎，入丸煅研。得、畏、忌同龙骨。

麝香

其香有三等：一者名遗香，是麝子脐闭满，其麝自于石上用蹄尖挥脐，落处一里草木不生并

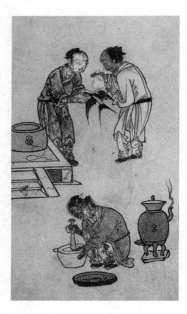

炮制龙骨

焦黄，人若收得此香，价与明珠同也；二名脐香，采得甚堪用；三名心结香，被犬兽惊心破了，因兹狂走，杂诸群中，遂乱投水，被人收得，擘破见心流在脾结作一个干血块，可隔山涧早闻之香，是香中之次也。凡使麝香，并用子日开之方用，细研筛用之也。当门子良，凡用另研。忌大蒜。

牛黄

凡使有四件：第一件是生神黄，赚得者；次有角黄，是取之者；又有心黄，是病死后识者剥之，劈破取心，其黄在心中如浓黄酱汁，采得便投于水中，黄沾水复便如碎蒺藜子许，如豆者硬如帝珠子；次有肝黄，其牛身上光，眼如血色，多玩弄，好照水，自有夜光，恐惧人，或有人别采之。凡用，须先单捣，细研如尘，却绢裹，又用黄嫩牛皮裹，安于井面上，去水三四尺已来，一宿至明，方取用之。人参为之使，得牡丹、菖蒲利耳目，恶龙骨、龙胆、地黄、常山、蜚蠊，畏牛膝、干漆。

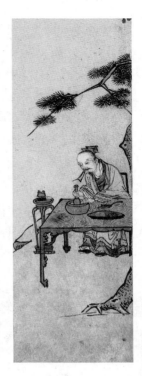

炮制麝香

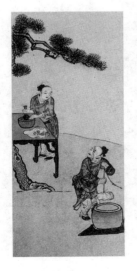

炮制牛黄

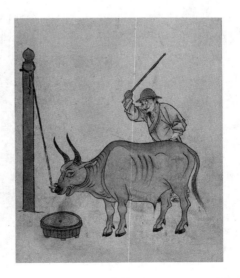

牛黄

虫鱼部

石蜜

凡炼蜜只得十二两半是数，若火少火过并用不得。凡炼蜜，每斤入水四两，银石器内以桑柴火慢炼，掠去浮沫，至滴水成珠不散乃用，谓之"水火炼法"。又法：以器盛，置重汤中煮一日，候滴水不散取用，更不伤火。

蜜蜡

蜡乃蜜脾底也。取蜜后炼过，滤入水中，候凝取之，色黄者名"黄蜡"，煎炼极净色白者名"白蜡"。一说："新则白，久则黄"，非也。与今时所用虫造白蜡不同。恶芫花、齐蛤。

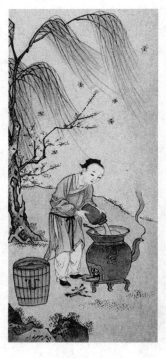

炮制石蜜

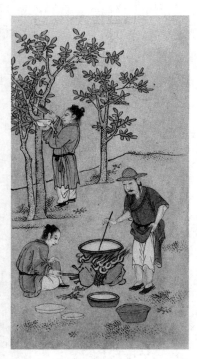

白蜡

牡蛎

左顾者良。东流水入盐一两，煮一伏时后，入火中烧令通赤，然后入钵中研如粉用也。一法：火煅醋淬七次，研极细，如飞面。贝母为之使，得甘草、牛膝、远志、蛇床子良，恶麻黄、辛夷、吴茱萸，伏硇砂。

珍珠

于臼中捣令细，以绢罗重重筛过，却便研二万下了用，不细则伤人脏腑。凡使，要不伤破及钻透者可用也。一法：入豆腐内蒸，易碎。入目生用，不用蒸，依上法为是。

玳瑁

入药生用，以其性味全也。既经阳火，即不堪用，与生、熟犀角义同。

桑螵蛸

凡使，勿用诸杂树上生者，不入药中用。须桑树畔枝上者，采得去核子，用沸浆水浸淘七遍，令水遍沸，于瓷锅中熬令干，用。勿乱别修事，却无效也。得龙骨止精，畏旋复花、戴椹。

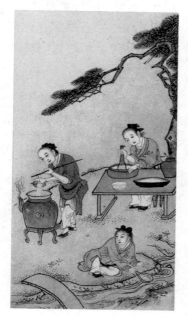 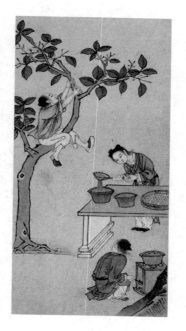

炮制牡蛎　　　　　　　炮制桑螵蛸

石决明

即珍珠母也，七九孔者良。先去上粗皮，用盐并东流水于大瓷器中煮一伏时了，漉出拭干，捣为末，研如粉。更用东流水于瓷器中，如此淘之三度，待干，再研一万匝，方入药中用。凡修事五两，以盐半分则取。服之十两，永不得食山桃，令人丧目也。

海蛤

此即鲜蛤子，雁食后，粪中出。有文彩者为文蛤，无文彩者为海蛤。乡人多将海岸边烂蛤壳被风涛打磨莹滑者伪作之。凡修事一两，于浆水中煮一伏时后，却以地骨皮、柏叶各二两，又煮一伏时后，于东流水中淘三遍，拭干，细捣，研如粉用。蜀漆为之使，畏狗胆、甘遂、芫花。

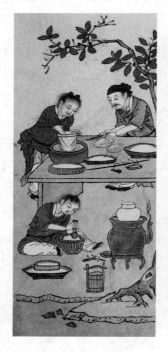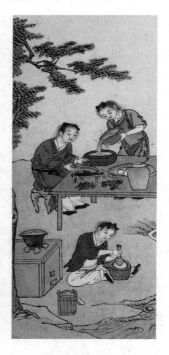

炮制石决明　　　　　　　　　　炮制海蛤

文蛤

修事法同海蛤。

鳢鱼

俗名乌鱼，亦名黑鱼。诸鱼中惟此胆甘可食。

鲫鱼

子，不宜与猪肉同食。同沙糖食生疳虫，同芥菜食成肿疾，同猪肝、鸡肉、雉肉、鹿肉、猴肉食生痈疽，同麦门冬食害人。

猬皮

作猪蹄者妙，鼠脚者次。炙脆研用。

露蜂房

治痈肿，醋水调涂；治疮，煎洗；入药，炙用。恶干姜、丹参、黄芩、芍药、牡蛎。

蝉蜕

用沸汤洗净泥土，去头、足、翅用。攻毒全用。

乌贼鱼骨

凡使，要上纹顺浑，用血卤作水浸并煮一伏时了，漉出，于屋下掘一地坑，可盛得前件乌贼骨多少，先烧坑子，去炭灰了，盛药一宿，至明取出，用之，其效倍多。恶白芨、白敛、附子。

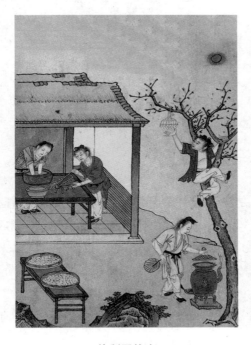

炮制露蜂房

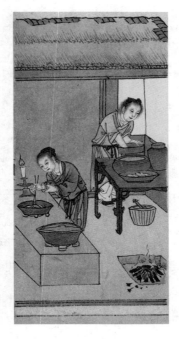

炮制乌贼鱼骨

白僵蚕

凡使，除丝绵并子尽，以糯米泔浸一宿，待蚕桑涎出如蜗牛涎浮于水面上，然后漉出，微火焙干，以布净拭蚕上黄肉毛并黑口甲了，单捣，筛如粉用也。白而直，折开如沥青色者佳。恶桔梗、茯苓、茯神、萆薢、桑螵蛸。

鳖甲

七九肋者良。醋炙透焦，研细，再拌醋，瓦上焙干，再研如飞面。恶矾石、理石。

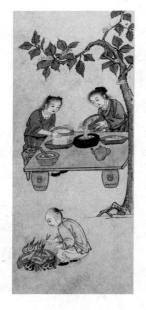

炮制白僵蚕

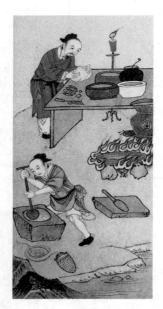

炮制鳖甲

蜈蚣

凡使，勿用千足虫，真似，只是头上有白肉而并嘴尖，若误用并闻着腥臭气入顶，致死。凡治蜈蚣，先以蜈蚣木末，不然用柳蛀末于土器中炒令木末焦黑后，去木末了，用竹刀刮去足甲了。用蜈蚣木不知是何木也，今人惟以火炙，去头足用。或去尾足，以薄荷叶火煨用之。畏蛞蝓、蜘蛛、白盐、鸡屎、桑白皮。

蛤蚧

凡使，须认雄雌。若雄为蛤，皮粗口大身小尾粗；雌为蚧，口尖身大尾小。

男服雌，女服雄。凡修事服之，其毒在眼，须去眼及去甲上、尾上、腹上肉毛，以酒浸，方干，用纸两重于火上缓隔纸焙炙，待两重纸干焦透后，去纸取蛤蚧，于瓷器中盛，于东舍角畔悬一宿，取用，力可十倍。勿伤尾，效在尾也。一云：只含少许，急奔百步，不喘者真。

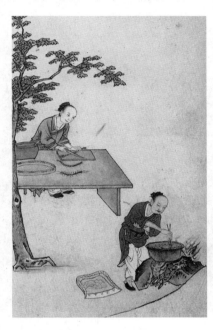

炮制蜈蚣

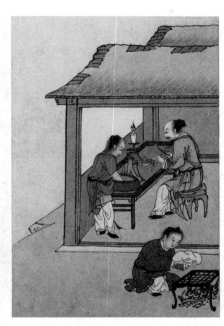

炮制蛤蚧

水蛭

极难修制，须细剉后，用微火炒令色黄乃熟，不尔，入腹生子为害。一法：采得，以篦竹筒盛待干，用米泔浸一夜，曝干，展其身，看腹中有子皆去之，以冬猪脂煎令焦黄，然后用。畏石灰、食盐。

斑蝥

入药除翼、足，以糯米拌炒，米黄黑色，去米取用。生用吐泻人。一法：用麸炒过，醋煮用。马刀为之使。畏巴豆、丹参、空青，恶肤青、甘草、豆花。斑蝥、芫青、亭长、地胆之毒，靛汁、黄连、黑豆、葱、茶皆能解之。

白花蛇

一云：去头尾各一尺，有大毒，不可用，只用中段。一云：黔蛇长大，故头尾可去一尺，蕲蛇止可头尾各去三寸，亦有单用头尾者，大蛇一条，只得净肉四两而已。久留易蛀，惟以汤浸，去皮骨取肉，炙过，蜜封藏之，十年亦不坏也。其骨刺须远弃之，伤人，毒与生者同也。凡酒浸，春秋三宿，夏一宿，冬五宿，取出炭火焙干，如此三次，以砂瓶盛，埋地中一宿出。得酒良。

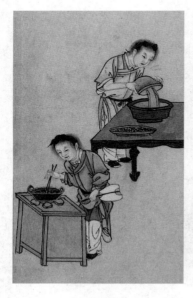 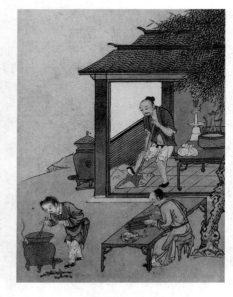

炮制斑猫　　　　　　　　　　炮制白花蛇

乌蛇

制同上法。

蜣螂

五月五日取，蒸，藏之。临用当炙，勿置水中，令人吐。

五灵脂

此是寒号虫粪也，此物多夹砂石，绝难修治。凡用，研为细末，以酒淘，飞澄去砂脚，日干，醋拌炒。恶人参。

穿山甲

正名鲮鲤。或炮，或烧，或酥炙、醋炙、童便炙，或油煎、土炒、蛤粉炒，当各随本方，未有生用者。仍以尾甲，乃力胜。

庄继光跋

予见今之时，师童而习之，俱药性檃括骈语，守为家珍，而于《神农本草》及先贤炮炙法，一切高文大牍，竟未尝梦见。临证用药，方产之真赝莫别，修事之轨则全乖，欲以攻病，譬如克敌致胜，责效于不练之卒。至病者，甘以七尺之躯，往往听其尝试，良可悯也。先生曰：子言诚然。因检目前尝用诸药品，悉按《雷公炮炙》去其迂阔难遵者，而裁以已法；其无《雷公》者，则自为阐发，以益前人所未逮。凡诸使、制、解、伏，并反、忌、恶、畏等，附系其下，庶病家考用，一览了然，兼可质医师之误。其所裨益，功岂鲜哉。旧笔记所刻，只九十余种，今广至四百三十九种，一一皆先生口授，而予手录之。其间删繁举要，补阙拾遗，句字之出入必严，点画之几微必审。稿凡四易，始付杀青。予窃有微劳焉。

延陵庄继光谨识

用药凡例

药剂丸散汤膏各有所宜不得违制

药有宜丸宜散者，宜水煎者，宜酒渍者，宜煎膏者，亦有一物兼宜者，亦有不可入汤酒者，并随药性，不可过越。汤者荡也，煎成清汁是也，去大病用之。散者散也，研成细末是也，去急病用之。膏者，熬成稠膏也。液者，捣鲜药而绞自然真汁是也。丸者缓也，作成圆粒也，不能速去病，舒缓而治之也。渍酒者，以酒浸药也，有宜酒浸以助其力，如当归、地黄、黄柏、知母，阴寒之气味，假酒力而行气血也。有用药细锉如法，煮酒密封，早晚频饮，以行经络，或补或攻，渐以取效是也。

凡诸汤用酒，临熟加之。

细末者，不循经络，止去胃中及脏腑之积，及治肺疾咳嗽为宜。气味厚者白汤调，气味薄者煎之和渣服。

丸药去下部之病者，极大而光且圆；治中焦者次之；治上焦者极小。面糊丸，取其迟化，直至下焦。或酒或醋，取其收敛，如半夏、南星。欲去湿者以生姜汁稀糊丸，取其易化也，汤泡蒸饼又易化，滴水尤易化。炼蜜丸者，取其迟化而气循经络也。蜡丸者，取其难化而迟取效也。

凡修丸药，用蜜只用蜜，用饧只用饧，勿交杂用。且如丸药用蜡，取其能固护药之气味，势力全备以过关膈而作效也。今若投蜜相和，虽易为丸，然下咽亦易散化，如何得到脏中？若其更有毒药，则便与人作病，岂徒无益而又害之？全非用蜡之本意。

凡炼蜜，皆先掠去沫，令熬色微黄，试水不散，再熬二三沸，每用蜜一斤，加清水一酒杯，又熬一二沸，作丸则收潮气而不粘成块也。

冬月炼蜜成时，要加二杯水为妙。《衍义》云：每蜜一斤，只炼得十二两是其度数也。和药末要乘极滚蜜和之，臼内用捣千百杵，自然软熟，容易作条好丸也。

凡丸散药，亦先细切曝燥乃捣之，有各捣者，有合捣者。其润湿之药如天门冬、地黄辈，皆先切曝之，独捣，或以新瓦慢火炕燥，退冷捣之，则为细末。若入众药，随以合之，少停回润，则和之不均也。又湿药，燥皆大蚀耗，当先增分两，待燥称之乃准，其汤酒中不须如此。

凡筛丸药，用密绢令细，若筛散药，尤宜精细。若捣丸，必于臼中捣数百过，色理和同为佳。

凡药浸酒，皆须切细，生绢袋盛，乃入酒密封，随寒暑日数，视其浓烈，便可漉出，不须待酒尽也。渣则暴燥，微捣，更渍饮之，亦可散服之。

凡合膏，或以醋，或酒或水或油，须令淹浸密覆。至煮膏时，当三上三下以泄其热势，令药味得出，上之使匝匝沸，下之要沸静良久乃上之。如有薤白在中者，以两头渐焦黄为度；如有白芷、附子者，亦令小黄为度。绞膏要以新布。若是可服之膏，滓亦可以酒煮饮之；可磨之膏，渣亦宜以傅患处，此盖欲兼尽其药力也。

凡汤酒膏中用诸石药，皆细捣之，以新绢裹之纳中。

《衍义》云：石药入散，如钟乳粉之属，用水研乳极细，必要二三日乃已，以水漂澄极细，方可服耳。岂但捣细以绢裹之为例耶？

凡煎膏中有脂，先须揭去革膜子方可用之，如猪脂。勿令经水，腊月者尤佳。

凡膏中有雄黄、朱砂辈，皆当令研如面，俟膏毕乃投入，以物杖搅之。不尔，沉聚在下不匀也。凡草药烧灰为末，如荷叶、柏、茅根、蓟根、十灰散之类，必烧焦枯，用器盖覆以存性。若如烧燃柴薪，煅成死灰，性亦不存而罔效矣。

凡诸膏腻药，如桃仁、麻仁辈，皆另捣如膏，乃以纳成散中，旋次下臼合研，令消散。

煎药则例

凡煎汤剂，必先以主治之为君药先煮数沸，然后下余药，文火缓缓熬之。得所勿揭盖，连罐取起，坐凉水中，候温热服之，庶气味不泄。若据乘热揭封倾出，则气泄而性不全矣。煎时不宜烈火，其汤腾沸耗蚀而速涸，药性未尽出而气味不纯，人家多有此病而反责药不效，咎将谁归？

发汗药先煎麻黄二三沸，后入余药同煎。止汗药先煎桂枝二三沸，后下众药同煎。

和解药先煎柴胡，后下众药。至于温药先煎干姜，行血药先煎桃仁，利水药先煎猪苓，止泻药先煎白术、茯苓，止渴药先煎天花粉、干葛，去湿药先煎苍术、防己，去黄药先煎茵陈，呕吐药先煎半夏、生姜，风药先煎防风、羌活，暑药先煎香薷，热药先煎黄连。凡诸治剂，必有主治，为君之药，俱宜先煎，则效自奏也。

凡汤中用麻黄，先另煮二三沸，掠去上沫，更益水如本数，乃纳余剂。不尔，令人烦。

凡用大黄，不须细锉，先以酒浸令淹浃，密覆一宿，明旦煮汤，临熟乃纳汤中煮二三沸便起，则势力猛，易得快利。丸药中微蒸之，恐寒伤胃也。凡汤中用阿胶、饴糖、芒硝，皆须待汤熟起去渣，只内净汁中煮二三沸，熔化尽，仍倾盏内服。

凡汤中用完物，如干枣、莲子、乌梅、决明子、青葙、蔓荆、萝卜、芥、苏、韭等子，皆劈破研碎入煎，方得味出。若不碎，如米之在壳，虽煮之终日，米岂能出哉！至若桃杏等仁，皆用汤泡，去皮尖及双仁者，或捣如泥，或炒黄色用，或生用，俱可。

凡用砂仁、豆蔻、丁香之类，皆须打碎，迟后入药，煎数沸即起。不尔，久久煎之，其香气消散也，是以效少。

凡汤中用犀角、羚羊角，一概末如粉，临服纳汤中，后入药。一法：生磨汁入药，亦通。

凡用沉香、木香、乳、没、一切香末药味，须研极细，待汤热，先倾汁小盏调香末，服讫，然后尽饮汤药。凡煎汤药，初欲微火令小沸，其水数依方多少，大略药二十两，用水一斗，煮四升，以此为准。然利汤欲生，少水而多取汁；补汤欲熟，多水而少取汁。服汤宜小沸，热则易下，冷则呕涌。

凡汤液，一切宜用山泉之甘冽者，次则长流河水，井水不用。

服药序次

病在胸膈以上者，先食后服药；病在心腹以下者，先服药而后食；病在四肢血脉及下部者，宜空腹而在旦；病在头目骨髓者，宜饱满而在夜。虽食前食后，亦停少顷，然后服药，食不宜与药并行，则药力稍为混滞故也。《汤液》云：药气与食气不欲相逢，食气稍消则服药，药气稍消则进食，所谓食先食后，盖有义在其中矣。又有酒服者、饮服者、冷服者、暖服者，服汤有疏有数者，煮汤有生有熟者，各有次第，并宜详审，而勿略焉。

清热汤宜凉服，如三黄汤之类；消暑药宜冷服，如香薷饮之类；散寒药宜热服，如麻黄汤之类；温中药宜熟而热，补中药皆然；利下药宜生而温，如承气汤之类。

病在上者，不厌频而少；病在下者，不厌顿而多。少服则滋荣于上，多服则峻补于下。

凡云分再服、三服者，要令势力相及。并视人之强弱羸瘦、病之轻重，为之进退增减，不必局于方说，则活泼泼地也。又云：晬时，周时也，从今旦至明旦，亦有止一宿者。

服药禁忌

服柴胡忌牛肉。

服茯苓忌醋。

服黄连、桔梗忌猪肉。

服乳石忌参、术，犯者死。

服丹石不可食蛤蜊，腹中结痛。

服大黄、巴豆同剂反不泻人。

服皂矾忌荞麦面。

服天门冬忌鲤鱼。

服牡丹皮忌胡荽。

服常山忌葱。

服半夏、菖蒲，忌饴糖、羊肉。

服白术、苍术，忌雀、蛤肉、青鱼、鲊、胡荽、大蒜、桃李。

服鳖甲忌苋菜，马齿苋尤甚。

服商陆忌犬肉。

服地黄忌萝卜。

服细辛忌生菜。

服甘草忌菘菜。

服粟壳忌醋。

服芫花、甘遂，忌盐、忌甘草。

服荆芥，忌驴马肉、黄颡鱼。

服柿蒂忌蟹，犯者木香汤能解。

服巴豆忌芦笋。

服牛膝忌牛肉、牛乳。

服蜜及蜜煎果食忌鱼鲊。

服藜芦忌狐狸肉。

若疮毒未愈，不可食生姜、鸡子，犯之则肉长突出，作块而白。

凡服药，不可杂食肥猪犬肉、油腻羹脍、腥臊陈臭诸物。

凡服药，不可多食生蒜、胡荽、生葱、诸果、诸滑滞之物。

凡服药，不可见死尸、产妇、淹秽等事。

妊娠服禁

蚖斑水蛭及虻虫，乌头附子配天雄，葛根水银并巴豆，牛膝薏苡与蜈蚣。三棱代赭芫花射，大戟蛇蜕黄雌雄，牙硝芒硝牡丹桂，槐花牵牛皂角同。半夏南星与通草，瞿麦干姜桃仁通，硇砂干漆蟹甲爪，地胆茅根都不中。

妊娠禁忌，前歌所列药品未尽，特为拈附。

乌喙、侧子、藜芦、薇蘅、厚朴、槐实、榼根、蒟茹、茜根、赤箭、萹草、鬼箭、红花、苏木、麦蘖、葵子、常山、锡粉、硇砂、砒石、硫黄、石蚕、芫青、斑蝥、蜘蛛、蝼蛄、衣鱼、蜥蜴、飞生、䗪虫、樗鸡、蚱蝉、蛴螬、猬皮、牛黄、兔肉、犬肉、马肉、驴肉、羊肝、鲤鱼、虾蟆、羊踯躅、葛上亭长、鳅、鳝、龟、鳖、生姜、小蒜、雀肉、马刀。

六陈

枳壳陈皮并半夏，茱萸狼毒及麻黄，六般之药宜陈久，入用方知功效良。

十八反

本草明言十八反，逐一从头说与君：人参芍药与沙参，细辛玄参与紫参，苦参丹参并前药，一见藜芦便杀人。白芨白蔹并半夏，瓜蒌贝母五般真，莫见乌头与乌喙，逢之一反疾如神。大戟芫花并海藻，甘遂以上反甘草，若还吐蛊用翻肠，寻常犯之都不好。蜜蜡莫与葱相睹，石决明休见云母，黎芦莫使酒来浸，人若犯之都是苦。

当禁不禁，犯禁必死

张子和云：病肿胀，既平，当节饮食，忌盐、血、房室。犯禁者，病再作乃死不救。

病痨嗽，忌房室、膏粱，犯者死。伤寒之后，忌荤肉、房事，犯之者不救。

水肿之后，忌油盐。

病脾胃伤者，节饮食。

滑泻之后，忌油腻，此数者决不可轻犯也。

时病新瘥，食蒜、鲙者，病发必致大困。

时病新愈，食犬、羊肉者，必作骨蒸热。

时病新愈，食生枣及羊肉，必作膈上热蒸。时病新愈，食生菜，令人颜色终身不平复。病人新愈，饮酒食韭，病必复作。

不必忌而忌之过

张子和曰：脏毒、酒毒、下血、呕血等症，如妇人三十以下血闭及六七月间血痢，妇初得孕择食者，以上皆不禁口。凡久病之人，胃气虚弱者，忽思荤茹，亦当少少与之，图引浆水谷气入胃，此权变之道也。若专以淡粥责之，则病不悦，而食减不进，胃气所以难复，病所以难痊，此忌之之过也。智者通之。

本草备要（节选）

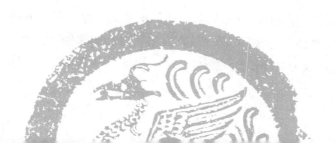

成书背景

关于《本草备要》的成书时间，主要有 4 种不同观点：一是约成书于康熙初年，如张廷模等在《解读汪昂〈本草备要〉之要》中说："该书撰于清康熙初。"二是成书于 1681 年前后，如马仁智在《汪昂对中医学普及的贡献》中说："（汪昂）于康熙二十年（1681 年）前后，著成《本草备要》一书。"三是约成书于 1683 年，如艾青华等在《试论〈本草备要〉的文献学价值》中说："《本草备要》约成书于康熙初年（1683 年）。"四是约成书于 1684 年，如王健等在《〈本草备要〉编撰特点研究》中说："《本草备要》约成书于康熙二十三年（1684 年）。"以上 4 种观点，除第一种时间不明确外，其余差距并不悬殊。据《中国中医古籍总目》记录，《本草备要》的最早版本确为康熙二十二年延禧堂刻本。又据《本草备要》汪桓序，《本草备要》成书晚于《医方集解》，而《医方集解》的最早版本为康熙二十一年（1682）刻本，故《本草备要》的成书时间为 1682—1683 年。

《本草备要》刊行 10 年后，于清康熙三十三年（1694）汪氏在 80 高龄时补充再版。全书 8 卷，为采集诸家本草简辑而成，将药、证、病因，加以联系，选取常用药剂 470 余种，附图 400 多张，是一部内容简要的药物学专著。

作者生平

汪昂，字讱庵，安徽休宁县西门人。生于明万历四十三年（1615），卒于清康熙三十四年（1695），享年 81 岁。汪氏是明代末年诸生，少年从儒，于经史百家靡不殚究，曾以古今文辞知名乡里。明亡后，他不愿为清朝统治者效力，清顺治初年弃儒攻医，精研医理，笃志方书，以其聪敏的天资和深厚的儒学底蕴，不数年间已成为名闻遐迩的医学大家，其论辨医理，凭脉辨证，翘然居群医之首。曾参阅历代医著，旁涉经史百家，广征博引，删繁就简，类聚群分，注解评议，而成一家之说。

汪昂中年以后则毕倾全力投身著述，因此，他的许多著作是高龄时完成的。《医方集解》著于康熙二十一年（1682），是他 68 岁时写成的。此书刊行后，流行全国，被医家奉为圭臬。《素问灵枢类纂约注》作于清康熙二十八年（1689），是经过 40 余年精心研究，到 75 岁才写成的。

汪昂所著辑的医药书籍有三大特点：①从入门书着手，主要著辑的有《素问灵枢类纂约注》《本草备要》《医方集解》《汤头歌诀》等。②改变了过去沿用的体裁，使前贤著作中没有阐述透彻的内容得以充实完善。表达力求尽善尽美。③著辑汇集了前贤的医药精华，删繁就简，缩龙成寸，辩其舛误，参以己见，由博返约，通俗易懂，朗朗上口，易记易学。汪昂不是一名临床医学家，但是他用毕生精力，呕心沥血，进行普及性医药书籍的著辑，用以教人济世。几百年来，他的著作风行海内外，一直是中医初学者极好的基础入门书。

学术特点

1. 强调人体的平衡协调，治病重在补偏救弊

汪昂认为，人体的脏腑经络、阴阳气血、升降出入都应处于相对平衡的状态，即《黄帝内经》所谓"阴平阳秘，精神乃治"。但人生天地之间，外有风寒暑湿之侵袭，内有喜怒忧思之烦扰，加上饮食劳逸之失节，常可导致阴阳失调，气血不和，升降失常，从而产生各种疾病，即《黄帝内经》所谓"阴胜则阳病，阳胜则阴病"。因此，治疗应补偏救弊，利用方药的阴阳偏性纠正人体的阴阳偏盛偏衰，从而使人体恢复平衡协调的状态，即《黄帝内经》所谓"谨察阴阳所在而调之，以平为期"。在《本草备要》"泽泻"条下指出："古人用补药，必兼泻邪，邪去则补药得力，一阖一辟，此乃玄妙。后人不知此理，专一于补，必致偏胜矣。"

2. 对"十八反，十九畏"有新认识

汪昂对"十八反，十九畏"也有自己的观点。《本草备要》中记载李东垣调理脾胃、滋阴泻火时用到交泰丸，交泰丸中人参、皂荚，既补脾胃之气，又滋阴清虚火。又写道："古方疗月闭，四物汤加人参、五灵脂，是一畏不畏也。"在四物汤中加入人参、五灵脂开瘀通经。他还在书中表明治疗胸膈之痰，

以人参、藜芦同用"而其涌越，是激其怒性也"，以人参、藜芦行气，涤荡胸中之痰。"海藻、甘草并用，盖激之以溃坚也"，以海藻破坚、甘草理气。论甘草、甘遂更有"景岳治心下留饮，甘遂与甘草同用，取其相反以立功"。

3. 注重药物的不同作用

《本草备要》不仅是一本药物的论述合集，更结合了大量中医临证治疗的内容。书中介绍药物性能、功效应用的同时写入临床治疗疾病的经验，如中医内科的胸痛、腹痛、中风、痹证、痉证，外科的疮疡，妇科的淋证、杨梅疮、月经不调，小儿的食积、疳证、惊风等疾病的病因病机、辨证诊断、治则治法、遣方用药、病后预防等，并根据具体病症给予细致的病理分析，总结选方用药的原则与具体方法。例如书中论证咳嗽与痰湿之间的辨证关系时写道："有声无痰曰咳，盖伤于肺气；有痰无声曰嗽，盖动于脾湿也。"以症论证，辨别脏腑定位，"有声有痰曰咳嗽，或因火、因风、因寒、因湿、因虚劳、因食积，宜分症论治"，审证求因。辨证后明确治则治法，"大法治嗽，当以治痰为先，而治痰又以顺气为先"，并以半夏、胆南星燥其湿，枳壳、橘红利其气，以顺气治痰；再随证加减用药，如脾虚加温敛之白术，肺热加凉泻之黄芩。若为阴虚劳嗽，便加麦冬、紫菀、百部以止嗽，百合、沙参、生地以滋阴，五味子、知母、黄柏、黄芩、白芍以清热。如内热骨蒸加牡丹皮、地骨皮；若嗽而复泻，为肺热移于大肠，脏腑俱病；嗽而发热不止者，为阴虚火炎，皆难治。从中不难看出，汪昂在论述咳嗽的定义、证型、治则和方药时，对所用的不同药物，分别进行详细的解释和类别的概括，使读者在临床应用中可以直接在证候、症状中选取药物，从而有助于临床辨证施治。

叙

　　医学之要，莫先于切脉。脉候不真，则虚实莫辨，攻补妄施，鲜不夭人寿命者。其次则当明药性，如病在某经当用某药，或有因此经而旁达他经者。是以补母泻子，扶弱抑强，义有多端，指不一定。自非兼贯博通，析微洞奥，不但呼应不灵，或反致邪失正。先正云"用药如用兵"，诚不可以不慎也。古今著本草者，无虑数百家。其中精且详者，莫如李氏《纲目》，考究渊博，指示周明，所以嘉惠斯人之心，良云切至。第卷帙浩繁，卒难究殚。舟车之上，携取为艰。备则备矣，而未能要也。他如《主治指掌》《药性歌赋》，聊以便初学之诵习。要则要矣，而未能备也。近如《蒙筌》《经疏》，世称善本。《蒙筌》附论，颇著精义。然文拘对偶，辞太繁缛，而阙略尚多；《经疏》发明主治之理、制方参互之义，又著简误以究其失，可谓尽善。然未暇详地道、明制治、辨真赝，解处偶有傅会，常品时多芟黜，均为千虑之一失。余非岐黄家，而喜读其书。三余之暇，特衰诸家本草，由博返约，取适用者凡四百品，汇为小帙。某药入某经、治某病，必为明其气味、形色所以主治之由，间附古人畏恶兼施、制防互济、用药深远之意，而以土产、修治、畏恶附于后，以"十剂"宣、通、补、泻冠于前。既著其功，亦明其过。使人开卷了然，庶几用之不致舛误。以云备则已备矣，以云要则又要矣。通敏之士，由此而究图焉。医学之精微，可以思过半矣。题曰《本草备要》，用以就正于宗工焉！

康熙癸亥夏月休阳讱庵汪昂题于延禧堂　　讱庵　　汪昂之印

增订本草备要凡例

——注本草者，当先注病症。不然，病之未明，药于何有？从前作者罕明斯义，第云某药入某经、治某病而已。浅术视之，盖茫如也。唯李氏《纲目》，裒集诸家，附著论说，间及病源；《经疏》因之，释药而兼释病，补前人之未备，作后学之指南。兹集祖述二书，更加增订。药性病情，互相阐发，以便资用。若每处皆释，则重复烦琐，反生厌渎。故前后间见，或因药论辨，读者汇观而统会之可也。

——药品主治，诸家析言者少，统言者多。如治痰之药，有治燥痰者，有治湿痰者，诸书第以除痰概之；头痛之药，有治内伤头痛者，有治外感头痛者，诸书唯言治头痛而已。此皆相反之症，未可混施。举此二端，其余可以类推矣！又每药之下，止言某病宜用，而不言某病忌用，均属阙略。兹集并加详注，庶无贻误。

——每药先辨其气味形色，次著其所入经络，乃为发明其功用，而以主治之症，具列于后。其所以主治之理，即在前功用之中，不能逐款细注，读者详之。

——徐之才曰：药有宣、上升下行曰宣。通、补、泻、涩、滑、燥、湿、湿即润也。轻、重十种，是药之大体，而《本经》不言，后人未述。凡用药者，审而详之，则靡所遗失矣。今为分阐，以冠于诸药之首。此"十剂"也。陶弘景加寒、热二剂，兹不具述。然本集燥剂，即陶氏之热剂，通剂乃徐氏之燥。苟小道之可观，而寒剂则多寓于泻剂也。

——药品主治，已注明入某脏某腑者，则不更言入某经络，以重复无用也。

——药品稍逿遏僻者，必详其地道形色。如习知习见之药，则不加详注。

——阴阳、升降、浮沉，已详于"药性总义"中，故每品之下，不加重注。

——主治要义及诸家名论用"○"，病症用"△"，药名汤头用"｜"。顶上"十剂"用"○"。

——药内间附古方，便人施用。如方药俱全者，则于方名加"｜"。如有方无药者，则方名不用"｜"。

——药目次第，每药稍从其类，以便查阅。

——先哲名言，有言以人重者，有人以言重者，须当仍其名氏，庶乎后学知所禀承。或是或非，有可裁断矣。奈何医集之中，率掠古人之言，混入己作，使读者苍黄莫辨、泾渭难分。习俗移人，贤者不免。甚有合数人之言，砌掇成篇，首尾欠贯，词意多乖。以故医学每鲜佳编，良深慨息。本集采用诸家，悉存原名，使可考据。间有删节数行数句者，以限于尺幅也；有增改数句数字者，务畅其文义也。亦有录其言而未悉其名氏者，以藏书既寡，目力不充，难于尽考也。或时附入鄙见，必加"**昂按**"二字，以听时贤之论定。其间旁搜远讨，义图贯通，取要删繁，词归雅伤，庶几豁观者之心目云耳。

——是书篇章虽约，多有补《纲目》《经疏》之所未备者，故曰"备"也。

——药有气味、形色、经络、主治、功用、禁忌数端，药性歌赋虽便记诵，然限于字句，又须用韵，是以不能详括。兹集文无一定，药小者语简，药大者词繁。然皆各为杼轴，煅炼成章，使人可以诵读。若以本文另誊，尤便诵习。

——本草一书，读之率欲睡欲卧。以每药之下，所注者不过脏腑、经络、甘酸苦涩、寒热温平、升降浮沉、病候、主治而已。未尝阐发其理，使读之者有义味可咀嚼也。即如《证类》诸本，采集颇广，又以众说繁芜，观者罔所折衷也。是编主治之理，务令详明。取用之宜，期于确切。言畅意晰，字少义多。作者颇费匠心，读者幸毋忽视。

——是书将成，始见武林皇甫嵩所著《本草发明》。乃万历戊寅年刻。其书加倍于余，其用意颇与余同。始叹前人亦有先得我心者。其印板业已模糊，亦当时脍炙之书也。世未有翻行者，特表明之。

——是书之作，不专为医林而设。盖以疾疢人所时有，脱或处僻小之区，遇庸劣之手，脉候欠审，用药乖方，而无简便方书与之较证，鲜有不受其误者。是以特著此编，兼辑《医方集解》一书，相辅而行。篇章虽约，词旨详明。携带不难，简阅甚便。倘能人置一本，附之箧笥，以备缓急，亦卫生之一助。有识之士，当不以愚言为狂谬也。

——昂自壮立之年，便弃制举。蹉跎世变，念著书作诗，无当人意，只堪覆瓿，难以垂远。然禽鹿视息，无所表见，窃用疚心，故疲精瘁神，著辑方书数种，以为有当于民生日用之实。且集诸家大成，贯穿笺释，或可有功前贤，嘉惠来世。易世之后，倘有嗜吾书而为重梓者，庶能传之久远，此区区立言之意也。

——是书之作，因阅过伯龄《围棋四子谱》而师其意。盖围棋之谱，自唐宋至今，千有余载。然必如伯龄之谱，有议论，有变换，而后围棋之妙显。本草自《本经》而下，不啻数百千家。然率言其气味主治，而无义味可寻。必须为之字笺句释，明体辨用，而后药性之功全。盖士生千载之后，贵能取前人之言，寸衡铢称，抉髓抢精，庶几有集成之益，无缺略之讥也。故拙著《内经》《本草》《方解》《汤头》数书，皆另为体裁，别开径路，以发前贤未竟之旨，启后人便易之门。窃谓于医学颇有阐微廓清之力，读者倘能鉴别，斯不虚老人之苦心焉耳！

——《素问类纂约注》《医方集解》二书，嗣刻问世。

——拙著《医方集解》，卷帙稍繁，不便携带。故更为歌括，附于《本草》之末，使行旅可以轻赍，缓急便于取用。

讱庵汪昂漫识

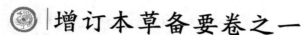

增订本草备要卷之一

草部

黄耆 <small>补气、固表，生亦泻火。</small>

甘，温。生用固表，无汗能发，有汗能止。丹溪云：黄耆大补阳虚自汗，若表虚有邪，发汗不出者，服此又能自汗。【朱震亨，号丹溪，著《本草补遗》。】温分肉，实腠理，泻阴火，解肌热。炙用补中，益元气，温三焦，壮脾胃。脾胃一虚，土不能生金，则肺气先绝。脾胃缓和，则肺气旺而肌表固实。补中即所以固表也。生血生肌，气能生血，血充则肉长。《经》曰：血生肉。排脓内托，疮痈圣药。毒气化则成脓，补气故能内托。痈疽不能成脓者，死不治，毒气盛而元气衰也。痘症亦然。痘症不起，阳虚无热者宜之。新安汪机治痘症虚寒不起，用四君子汤加黄耆、紫草多效。间有枯萎而死者，自咎用药之不精，思之至忘寝食。忽悟曰：白术燥湿，茯苓渗水，宜痘浆之不行也。乃减去二味，加官桂、糯米，以助其力，因名保元汤。人参、白术、茯苓、甘草，名四君子汤。【汪机，号石山，著《本草会编》。】王好古曰：黄耆实卫气，是表药；益脾胃，是中州药；治伤寒尺脉不至，补肾元，是里药。【王好古，号海藏，著《汤液本草》。】甄权谓其补肾者，气为水母也。【甄权，著《药性论》。】日华谓其止崩带者，气盛则无陷下之忧也。【日华，著《大明本草》。】《蒙筌》曰：补气药多，补血药亦从而补气；补血药多，补气药亦从而补血。益气汤虽加当归，因势寡，功被参、耆所据；补血汤数倍于当归，亦从当归所引而补血。黄耆一两、当归二钱，名补血汤。气药多而云补血者，气能生血，又有当归为引也。表旺者不宜用，阴虚者宜少用，恐升气于表，而里愈虚矣。【陈嘉谟，著《本草蒙筌》。】

为补药之长，故名耆。俗作芪。皮黄肉白，坚实者良。入补中药槌扁，蜜炙。达表生用。或曰补肾及治崩带淋浊，宜盐水浸炒。**昂按**：此说非也。前症用黄耆，非欲抑黄耆使入肾也，取其补中升气，则肾受荫，而带浊崩淋自止。即日华"气盛自无陷下之忧"也。有上病而下取，有下病而上取，补彼经而益及此经者，此类是也。茯苓为使。恶龟甲、白鲜皮。畏防风。东垣曰：黄耆得防风，其功益大，乃相畏而更以相使也。【李东垣，著《用药法象》。】

甘草　有补有泻，能表能里，可升可降。

味甘。生用气平，补脾胃不足而泻心火。火急甚者，必以此缓之。炙用气温，补三焦元气而散表寒。入和剂则补益，入汗剂则解肌，解退肌表之热。入凉剂则泻邪热，白虎汤、泻心汤之类。入峻剂则缓正气，姜、附加之，恐其僭上；硝、黄加之，恐其峻下。皆缓之之意。入润剂则养阴血，炙甘草汤之类。能协和诸药，使之不争。生肌止痛，土主肌肉，甘能缓痛。通行十二经，解百药毒，凡解毒药，并须冷饮，热则不效。小儿初生，拭去口中恶血，绵渍汁令咂之，能解胎毒。故有国老之称。中满症忌之。甘令人满。亦有生用为泻者，以其能引诸药至于满所。《经》云：以甘补之，以甘泻之是已。故《别录》、甄权并云除满，脾健运则满除也【陶弘景，著《名医别录》，发明药性。】仲景治痞满，有甘草泻心汤。又甘草得茯苓则不资满，而反泄满。

大而结者良。补中炙用，泻火生用。达茎中肾茎用梢。梢止茎中痛，淋浊症用之。白术、苦参、干漆为使。恶远志，反大戟、芫花、甘遂、海藻。然亦有并用者。胡洽治痰癖，十枣汤加甘草。东垣治结核，与海藻同用。丹溪治劳瘵，莲心饮与芫花同行。非妙达精微者，不知此理。十枣汤，芫花、甘遂、大戟等分，枣十枚，仲景治伤寒表已解，心下有水气、喘咳之剂。时珍曰：甘草外赤中黄，色兼坤离，味浓气薄，资全土德。协和群品，有元老之功；普治百邪，得王道之化。赞帝力而人不知，参神功而己不与，可谓药中之良相也。**昂按：**甘草之功用如是，故仲景有甘草汤、甘草芍药汤、甘草茯苓汤、炙甘草汤，以及桂枝、麻黄、葛根、青龙、理中、四逆、调胃、建中、柴胡、白虎等汤，无不重用甘草，赞助成功。即如后人益气、补中、泻火、解毒诸剂，皆倚甘草为君，必须重用，方能建效，此古法也。奈何时师每用甘草不过二三分而止，不知始自何人，相习成风。牢不可破，殊属可笑。附记以正其失。

人参　大补元气，生亦泻火。

生：甘、苦，微凉。甘补阳，微苦、微寒，又能补阴。熟：甘，温。大补肺中元气。东垣曰：肺主气，肺气旺，则四脏之气皆旺，精自生而形自盛。"十剂"曰：补可去弱，人参、羊肉之属是也。人参补气，羊肉补形。**泻火**，得升麻补上焦，泻肺火；得茯苓补下焦，泻肾火；得麦冬泻火而生脉；得黄芪、甘草，乃甘温退大热。东垣曰：参、芪、甘草，泻火之圣药，合用名黄芪汤。按烦劳则虚而生热，得甘温以益元气，而邪热自退，故亦谓之泻。**益土**、健脾。**生金**、补肺。**明目，开心益智，添精神，定惊悸**，邪火退，正气旺，则心肝宁而惊悸定。**除烦渴**，泻火故除烦、生津故止渴。**通血脉**，气行则血行。贺汝瞻曰：生脉散用之者，以其通经活血，则脉自生也。古方解散药、行表药多用之，皆取其通经而走表也。**破坚积**，气运则积化。**消痰水**，气旺则痰行水消。**治虚劳内伤**。伤于七情六欲、饮食作劳为内伤；伤于风寒暑湿为外感。如内伤发热，时热时止；外感发热，热甚无休。内伤恶寒，得暖便解；外感恶寒，絮火不除。内伤头痛，乍痛乍歇；外感头痛，连痛无停。内伤则手心热，外感则手背热。内伤则口淡无味，外感则鼻塞不通。内伤则气口脉盛，多属不足，宜温、宜补、宜和；外感则人迎脉盛，多属有余，宜汗、宜吐、宜下。盖左人迎主表，右气口主里也。**昂按**：东垣辨内伤外感最详，恐人以治外感者治内伤也。今人缘东垣之言，凡外伤风寒、发热咳嗽者，概不轻易表散，每用润肺退热药，间附秦艽、苏梗、柴胡、前胡一二味，而羌活、防风等绝不敢用。不思秦艽阳明药，柴胡少阳药，于太阳有何涉乎？以致风寒久郁，嗽热不止，变成虚损，杀人多矣。此又以内伤治外感之误也。附此正之。**发热自汗**，自汗属阳虚，盗汗属阴虚。亦有过服参、耆而汗反甚者，以阳盛阴虚，阳愈补而阴愈亏也。又宜清热养血而汗自止。**多梦纷纭，呕哕反胃，虚咳喘促**，《蒙筌》曰：歌有"肺热还伤肺"之句，惟言寒热，不辨虚实。若肺中实热者忌之，虚热者服之何害？又曰：诸痛无补法，不用参、耆。若久病虚痛，何尝忌此耶？**疟痢滑泻**，始痢宜下，久痢宜补。治疟意同。丹溪曰：叶先生患痢后甚逼迫，正合承气症。予曰气口脉虚，形虽实而面黄白，必过饱伤胃，与参、术、陈、芍十余帖。三日后胃气稍完，再与承气汤二帖而安。又曰：补未至而下，则病者不能当；补已至而弗下，则药反添病。匪急匪徐，其间间不容发。噫！微哉。**昂按**：此先补后下法之变者也。非胸有定见者，不可轻用，然后学亦宜知之。大承气汤：大黄、芒硝、枳实、厚朴。**淋沥胀满**，《发明》云：胸胁逆满，由中气不足作胀者，宜补之而胀自除。《经》所谓塞因塞用也。俗医泥于作饱，不敢用。不知少服反滋壅，多服则宣通，补之正所以导之也。【皇甫嵩，著《本草发明》。】**中暑、中风，及一切血症**。东垣曰：古人治大吐血，脉芤【芤，音抠】、洪者，并用人参。脱血者先益其气，盖血不自生，须得生阳气之药乃生，阳生则阴长之义也。若单用补血药，血无由而生矣。凡虚劳吐血，能受补者易治，不能受补者难治。

黄润紧实，似人形者良。去芦用。补剂用熟，泻火用生。炼膏服，能回元气于无何有之乡。有火者，天冬膏对服。**参生时背阳向阴，不喜风日。宜焙用，忌铁。茯苓为使，畏五灵脂，恶皂荚、黑豆、紫石英、人溲、咸卤，反藜芦。**言闻曰：东垣理脾胃、泻阴火，交泰丸内用人参、皂荚，是恶而不恶也。古方疗月闭，四物汤加人参、五灵脂，是畏而不畏也。又疗痰在胸膈，人参、藜芦同用，而取其涌越，是激其怒性也。非洞奥达权者不能知。

人参芦：能涌吐痰涎。体虚人用之，以代瓜蒂。丹溪曰：人参入手太阴，补阳中之阴：芦反能泻太阴之阳，亦犹麻黄根、苗不同。痰在上膈、在经络，非吐不可，吐中就有发散之义。一妇性躁、味厚，暑月因怒而病呃，作则举身跳动，昏不知人。其人形气俱实，乃痰因怒郁，气不得降，非吐不可。以参芦半两，逆流水煎服，吐顽痰数碗，大汗昏睡而安。

白术　补脾燥湿。

苦燥湿，《经》曰：脾苦湿，急食苦以燥之。甘补脾，温和中。在血补血，在气补气。同血药则补血，同气药则补气。无汗能发，有汗能止。湿从汗出，湿去汗止。止汗同耆、芍之类，发汗加辛散之味。燥湿则能利小便，生津液，既燥湿而又生津，何也？汪机曰：脾恶湿，湿胜则气不得施化，津何由生？用白术以除其湿，则气得周流，而津液生矣。【汪机，著《本草会编》。】止泄泻，凡水泻，湿也；腹痛肠鸣而泻，火也。【水火相激则肠鸣。】痛甚而泻，泻而痛减者食也。完谷不化气虚也。在伤寒下利，则为邪热不杀谷也。久泻名脾泄，肾虚而命火衰，不能生土也。有积痰壅滞，肺气不能下降，大肠虚而作泻者宜豁痰。有伤风泄泻者宜散风。如脾虚湿泻者宜白术。凡治泻，丸散优于汤剂。消痰水肿满，黄疸湿痹。补脾则能进饮食，祛劳倦，脾主四肢，虚则四肢倦怠。止肌热，脾主肌肉。化癥癖。同枳实则消痞，一消一补，名枳术丸，荷叶烧饭为丸，脾运则积化也。和中则能已呕吐，定痛安胎。同黄芩则安胎，黄芩除胃热，白术补脾，亦除胃热，利腰脐间血。盖胎气系于脾，脾虚则蒂无所附，故易落。利腰脐血者，湿除则血气流行也。血燥无湿者禁用。能生脓作痛，溃疡忌之。补气故也，凡胀满者忌用，白术闭气，然亦有塞因塞用者。

肥白者出浙地，名云头术；燥白者出宣、歙，名狗头术，差胜于浙。用糯米泔浸，借谷气以和脾。陈壁土炒。借土气以助脾。或蜜水炒，人乳拌用。润以制其燥，《千金方》云：有人病牙齿长出口，艰于饮食者，名髓溢，单用白术愈。

苍术　补脾燥湿，宣，升阳散郁。

甘，温，辛烈。燥胃强脾，发汗除湿，能升发胃中阳气，东垣曰：雄壮上行，能除湿，下安太阴，使邪气不传入脾。止吐泻，逐痰水，许叔微云：苍术能治水饮之澼囊。盖燥脾以去湿，崇土以填科臼。用苍术一斤，大枣五十枚，去皮捣，油麻半两，水二盏研，滤汁和丸，名神术丸。丹溪曰：实脾土，燥脾湿，是治痰之本。消肿满，辟恶气。辟一切岚瘴、邪恶、鬼气。暑湿月，焚之佳。《夷坚志》云：有士人游西湖，遇一女子，明艳动人，重币求之不得。又五年重寻旧游，怅然空返。忽遇女子，士欣然并行。过旅馆，留半岁，将议偕逝。女曰：向自君去，忆念之苦，感疾而亡，今非人也。但君侵阴气深，当暴泻，宜服平胃散，以补安精血。士惊愕曰：药味皆平，何得取效？女曰：中有苍术除邪气，乃为上品也。散风寒湿，为治痿要药。阳明虚则宗筋纵弛，带脉不引，故痿躄。苍术阳明经药。《经》曰：治痿独取阳明。合黄柏为二妙散，加牛膝名三妙散。又能总解痰、火、气、血、湿、食六郁，丹溪曰：诸郁皆因传化失常，气不得升降。病在中焦。将欲升之，必先降之；将欲降之，必先升之。越鞠丸用苍术、香附。苍术能径入诸经，疏泄阳明之湿，通行敛涩；香附乃阴中快气之药。一升一降，故郁散而平。**及脾湿下流，肠风带浊。**带浊赤者，湿伤血分，从心、小肠来；白者，湿伤气分，从肺、大肠来。并有寒热二症，亦有因痰而带浊者，宜二陈加二术、升、柴。**燥结多汗者忌用。**南阳文氏，值乱逃壶山，饥困，有人教以饵术，遂不饥。数十年后归家，颜色更少，气力转健。术，一名山精，一名山姜。《导仙录》曰：子欲长生，当服山精。子欲轻翔，当服山姜。**昂按：**苍术善发汗，安能长远服食？文氏、仙录之说，要亦方书夸张之言也。

出茅山，坚小有朱砂点者良。糯米泔浸，焙干，同芝麻炒，以制其燥。二术皆防风、地榆为使，主治略同，第有止汗、发汗之异。古文本草不分苍、白。陶隐君，即弘景，言有两种，始各施用。

萎蕤 平补而润，去风湿。

甘，平。补中益气，润心肺，悦颜色，除烦渴。治风淫湿毒，目痛眦烂，风湿。寒热痁疟，痁，诗廉切，亦疟也。中风暴热，不能动摇，头痛腰痛，凡头痛不止者属外感，宜发散；乍痛乍止者属内伤，宜补虚。又有偏头痛者，左属风与血虚，右属痰热与气虚。腰痛亦有肾虚、气滞、痰积、血瘀、风寒、湿热之不同。凡挟虚、挟风湿者，宜萎蕤。茎寒自汗，一切不足之症。用代参、耆，不寒不燥，大有殊功。**昂按：**萎蕤温润甘平，中和之品。若蜜制作丸，服之数斤，自有殊功。与服何首乌、地黄者，同一理也。若仅加数分于煎剂，以为可代参、耆，则失之远矣。大抵此药性缓，久服方能见功。而所主者多风湿、虚劳之症，故臞仙以之服食，南阳用治风温，《千金》《外台》亦间用之，未尝恃之为重剂也。若急虚之症，必须参、耆，方能复脉回阳，斯时即用萎蕤斤许，亦不能敌参、耆数分也。时医因李时珍有可代参、耆之语，凡遇虚症，辄加用之，曾何益于病者之分毫哉？拙著《方解》，欲采萎蕤古方可以入补剂者，终不可得，则古人之罕用，亦可见矣。

似黄精而差小，黄白多须。二药功用相近，而萎蕤更胜。竹刀刮去皮、节，蜜水或酒浸蒸用。畏咸卤。陶弘景曰：《本经》有女萎、无萎蕤，《别录》有萎蕤、无女萎。功用正同，疑名异尔。

黄精 平补而润。

甘，平。补中益气，安五脏，益脾胃，润心肺，填精髓，助筋骨，除风湿，下三虫。以其得坤土之精粹，久服不饥。气满则不饥。脂川有人虐使婢，婢逃入山，拔草根食之甚美，久食不饥。夜宿树下，见草动疑为虎，上树避之，及晓而下，凌空若飞鸟。家人采薪见之，告其主，设网捕不得。或曰：此岂有仙骨？不过服食灵药耳。遂设酒馔于路，果来食之，食讫遂不能去，擒而询之，指所食之草，乃黄精也。

俗名山生姜。九蒸九晒用。仙家以为芝草之类，服之长生。

狗脊　平补肝肾。

苦坚肾，甘益血。能强肝。温养气。治失溺不节，肾虚。脚弱腰痛，寒湿周痹。《经》曰：内不在脏腑，而外未发于皮，独居分肉之间，真气不能周，命曰周痹。除风虚，强机关，利俯仰。滋肾益肝，则骨健而筋强。

有黄毛如狗形，故曰金毛狗脊。去毛，切，酒拌蒸。萆薢为使。熬膏良。

石斛　平补脾肾，涩元气。

甘、淡入脾，而除虚热；咸平入肾，而涩元气。益精，强阴，暖水脏，平胃气，补虚劳，壮筋骨。疗风痹脚弱，发热自汗，梦遗滑精，囊涩余沥。雷敩曰：石斛镇涎。昂按：石斛石生之草，体瘦无汁，味淡难出。置之煎剂，猝难见功。必须熬膏，用之为良。

光泽如金钗，股短而中实。生石上者良，名金钗石斛。长而虚者名木斛，不堪用。去头、根，酒浸用。恶巴豆，畏僵蚕。细剉水浸，熬膏更良。

远志　补心肾。

苦泄热，温壮气，辛散郁。主手少阴，心。能通肾气，上达于心。强志益智，补精壮阳，聪耳明目，利九窍，长肌肉，助筋骨。治迷惑善忘，惊悸梦泄，能交心肾。时珍曰：远志入足少阴肾经，非心经药也。强志益精，故治健忘。盖精与志，皆藏于肾，肾精不足，则志气衰，不能上通于心，故健忘梦泄也。肾积奔豚，一切痈疽。酒煎服。《经疏》曰：痈疽皆从七情忧郁恼怒而得。远志辛能散郁。昂按：辛能散郁者多矣，何独远志？《三因》云：盖亦补肾之力耳。【缪希雍，著《本草经疏》。】

去心，甘草水浸一宿用。畏珍珠、藜芦，得茯苓、龙骨良。

石菖蒲　宣，通窍，补心。

辛、苦而温，芳香而散。补肝益心，开心孔，利九窍，明耳目，发音声。去湿逐风，除痰消积，开胃宽中。疗噤口毒痢，杨士瀛曰：噤口虽属脾虚，亦热闭胸膈所致。用木香失之温，山药失之闭，唯参苓白术散加菖蒲，米饮下，胸次一开，自然思食。菖蒲、黍米酿酒，治一切风。风痹惊痫，崩带胎漏，消肿止痛，解毒杀虫。李士材曰：仙经称为水草之精英，神仙之灵药。用泔浸、饭上蒸之，借谷气而臻于中和，真有殊尝之效。又曰：芳香利窍，心脾良药，能佐地黄、天冬之属，资其倡导。若多用、独用，亦耗气血而为殃。【李士材，著《药性解》《本草通玄》。】

根瘦节密，一寸九节者良。去皮，微炒用。秦艽为使，恶麻黄，忌饴糖、羊肉、铁器。

牛膝　补肝肾，泻恶血。

苦、酸而平。足厥阴、少阴经药，_{肝肾。}能引诸药下行。酒蒸则甘酸而温，益肝肾，强筋骨。_{肝主筋，肾主骨。}治腰膝骨痛，足痿筋挛，_{下行故理足，补肝则筋舒，血行则痛止。}阴痿失溺，_{筋衰则阴痿，肾虚则失溺。}久疟下痢，伤中少气。_{以上皆补肝肾之功。}生用则散恶血，破癥结。_{血行则结散。}治心腹诸痛，淋痛尿血，_{热蓄膀胱，溺涩而痛曰淋。气淋便涩余沥，劳淋房劳即发，冷淋寒战后溲，膏淋便出如膏，石淋精结成石，尿血即血淋也。色鲜者，心与小肠实热；色瘀者，肾与膀胱虚冷。张子和曰：石淋乃肝经移热于胞中，日久熬煎成石，非肾与小肠病也。大法治淋宜通气、清心、平火、利湿。不宜用补，恐湿热得补增剧也。牛膝，淋症要药，血淋尤宜用之。杜牛膝亦可。【杜牛膝见后】又有中气不足致小便不利者，宜补中益气，《经》所谓气化则能出是也。忌用淋药通之。}经闭产难，_{下行之效。误用堕胎。}喉痹齿痛，_{引火下行。}痈肿恶疮，金疮伤折，_{以上皆散恶血之功。}出竹木刺。_{捣烂罨之即出，纵疮口合，刺犹自出。}然性下行而滑窍，梦遗失精及脾虚下陷，因而腿膝肿痛者禁用。

出西川及怀庆府，长大肥润者良。下行生用，入滋补药酒浸蒸。恶龟甲，畏白前，忌羊肉。

五味子　补肺肾，涩精气。

性温。五味俱备。_{皮甘、肉酸，核中苦辛，都有咸味。}酸、咸为多，故专收敛肺气而滋肾水，_{气为水母。《经》曰：肺欲收，急食酸以收之。好古曰：入手太阴血分、足少阴气分。}益气生津，_{肺主气，敛故能益，益气故能生津。夏月宜常服，以泻火而益金。}补虚明目，强阴涩精，_{仲景八味丸，加之补肾。盖内核似肾，象形之义。}退热敛汗，止呕住泻，宁嗽定喘。_{感风寒而喘嗽者当表散，宜羌、防、苏、桔；痰壅气逆而喘嗽者当清降，宜二陈及苏子降气汤；水气逆而喘嗽者，宜小青龙半夏茯苓汤；气虚病久而喘嗽者，宜人参、五味。}除烦渴，消水肿，解酒毒，收耗散之气，瞳子散大。_{嗽初起、脉数、有实火者忌用。丹溪曰：五味收肺气，非除热乎？补肾，非暖水脏乎？乃火热嗽必用之药，寇氏所谓食之多虚热者，收补之骤也。闵守泉每晨吞北五味三十粒，固精气，益五脏。}

北产紫黑者良。入滋补药蜜浸蒸，入劳嗽药生用，俱槌碎核。南产色红而枯，若风寒在肺宜南者。苁蓉为使，恶葳蕤。熬膏良。

天门冬　泻肺火，补肾水，润燥痰。

甘、苦，大寒。入手太阴肺气分，清金降火，益水之上源。_{肺为肾母。}下通足少阴肾。_{苦能坚肾，寒能去肾家湿热，故亦治骨痿。}滋肾润燥，止渴消痰，_{《蒙筌》}

曰：肾主津液，燥则凝而为痰，得润剂则痰化，所谓治痰之本也。**泽肌肤，利二便。治肺痿肺痈**，肺痿者，感于风寒，咳嗽短气，鼻塞胸胀，久而成痿，有寒痿、热痿二症。肺痈者，热毒蕴结，咳吐脓血，胸中隐痛。痿重而痈稍轻。治痿宜养血补气，保肺清火。治痈宜泻热豁痰，开提升散。痈为邪实，痿为正虚，不可误治。**吐脓吐血**，苦泄血滞，甘益元气，寒止血妄行。**痰嗽喘促，消渴嗌干**。烦渴引饮，多食善饥，为消渴，由火盛津枯。**足下热痛，虚劳骨蒸**，阴虚有火之症。然性冷利，胃虚无热及泻者忌用。

取肥大明亮者，去心、皮，酒蒸。地黄、贝母为使，恶鲤鱼。二冬熬膏并良。天冬滋阴助元，消肾痰，麦冬清心降火，止上咳。

麦门冬 补肺清心，泻热润燥。

甘、微苦，寒。**清心润肺**，东垣曰：入手太阴气分。**强阴益精，泻热除烦**，微寒能泻肺火，火退则金清，金旺则水生，阴得水养，则火降心宁而精益。**消痰止嗽**，午前嗽多属胃火，宜芩、连、栀、柏、知母、石膏；午后嗽及日轻夜重者，多属阴虚，宜五味、麦冬、知母、四物。**行水生津**。肺清则水道下行，故治浮肿；火降则肾气上腾，故又治消渴。**治呕吐**，胃火上冲则呕，宜麦冬。又有因寒、因食、因痰、因虚之不同。**痿蹷**，手足缓纵曰痿蹷。阳明湿热上蒸于肺，故肺热叶焦，发为痿蹷。《经疏》曰：麦冬实足阳明胃经之正药。**客热虚劳，脉绝短气**，同人参、五味，名生脉散。盖心主脉，肺朝百脉，补肺清心，则气充而脉复。又有脉绝将死者，服此能复生之。夏月火旺灼金，服之尤宜。东垣曰：人参甘寒，泻火热而益元气；麦冬苦寒，滋燥金而清水源；五味酸温，泻丙火而补庚金，益五脏之气也。【丙火，小肠；庚金，大肠，并主津液。】**肺痿吐脓，血热妄行，经枯乳闭，明目悦颜**益水清火。但性寒而泄，气弱胃寒人禁用。

肥大者良，去心用。入滋补药酒浸。制其寒。地黄、车前为使，恶款冬，畏苦参、青葙、木耳。

款冬花 润肺，泻热，止嗽。

辛，温，纯阳。**泻热润肺，消痰除烦，定惊明目**。治咳逆上气，喘渴，肺虚挟火。**喉痹，肺痿肺痈，咳吐脓血**。为治嗽要药。烧烟以筒吸之亦良。百合、款冬等分蜜丸，名百花膏，治咳嗽痰血。凡阴虚劳嗽，通用款冬、紫菀、百部、百合、沙参、生地、麦冬、五味、知、柏、芩、芍。如内热骨蒸，加丹皮、地骨。若嗽而复泻者，为肺移热于大肠，脏腑俱病；嗽而发热不止者，为阴虚火炎，皆难治。**寒热虚实，皆可施用**。《本草汇》曰【郭佩兰，著《本草汇》】：隆冬独秀，先春开放。得肾之体，先肝之用，故为温肺理嗽之最。大抵咳必因寒，寒为冬气，入肺为逆。【肺恶寒。】款冬非肺家专药，乃使肺邪从肾顺流而出也。

十一二月开花如黄菊，微见花、未舒者良。生河北、关中，世多以枇杷蕊伪之。拣净花，甘草水浸一宿，暴用。得紫菀良。杏仁为使，恶皂荚、硝石、玄参。畏黄耆、贝母、连翘、麻黄、青葙、辛夷。虽畏贝母，得之反良。

紫菀 【音渊，上声。亦音郁。】润肺，泻火。

辛温润肺，苦温下气。补虚调中，消痰止渴。治寒热结气，咳逆上气，咳吐脓血，专治血痰，为血劳圣药。肺经虚热，小儿惊痫。亦虚而有热。能开喉痹，取恶涎。然辛散性滑，不宜多用独用。《本草汇》云：苦能达下，辛可益金，故吐血保肺，收为上剂。虽入至高，善于达下，使气化及于州都，小便自利，人所不知。【州都，膀胱也。】李士材曰：辛而不燥，润而不寒，补而不滞，诚金玉君子，非多用独用，不能速效。

根作节、紫色润软者良。人多以车前、旋覆根伪之，误服误人。去头、须，蜜水浸，焙用。款冬为使，恶天雄、瞿麦、藁本、远志，畏茵陈。白者名女菀。时珍曰：紫入血分，白入气分。

旋覆花 一名金沸草。泻，下气消痰。

咸能软坚，苦、辛能下气行水，温能通血脉。入肺、大肠经。消痰结坚痞，唾如胶漆，噫气不除。噫，于介切。俗作嗳。胸中气不畅，故嗳以通之，属不足。亦有挟痰、挟火者，属有余。仲景治汗吐下后，痞鞕噫气，有代赭旋覆汤。大腹水肿，去头目风。然走散之药，冷利大肠，虚者慎用。

类金钱菊。去皮、蒂、蕊、壳蒸用。根能续筋。筋断者，捣汁滴伤处，滓敷其上，半月不开，筋自续矣。

百部 润肺，杀虫。

甘、苦，微温。能润肺，治肺热咳嗽。苦能泻热。有小毒，杀蛔、蛲、蝇、虱，一切树木蛀虫。触烟即死。治骨蒸传尸，疳积疥癣。皆有虫。时珍曰：百部亦天冬之类，故皆治肺而杀虫。但天冬寒，热嗽宜之；百部温，寒嗽宜之。

根多成百，故名。取肥实者，竹刀劈去心、皮，酒浸焙用。

桔梗 宣通气血，泻火散寒，载药上浮。

苦、辛而平。色白属金，入肺气分泻热，兼入手少阴心、足阳明胃经。提气血，表散寒邪，清利头目咽喉，开胸膈滞气。凡痰壅喘促，鼻塞肺气不利目赤，喉痹咽痛，两少阴火。齿痛阳明风热口疮，肺痈干咳，火郁在肺。胸膈刺痛，火郁上焦。下痢腹痛，腹满肠鸣。肺火郁于大肠。并宜苦梗以开之。为诸药舟楫，载之上浮，能引苦泄峻下之剂。至于至高之分成功。既上行而又能下气，何也？肺主气，肺金清，浊气自下行耳。**养血排脓，补内漏**。故治肺痈。时珍曰：枳桔汤治胸中痞满不痛，取其通肺利膈下气也。甘桔汤通治咽喉口舌诸病，取其苦辛散寒、甘平除热也。宋仁宗加荆芥、防风、连翘，遂名如圣汤。王好古加味甘桔汤，失音加诃子，声不出加半夏，上气加陈皮，涎嗽加知母、贝母，咳渴加五味，酒毒加葛根，少气加人参，呕加半夏、生姜，吐脓血加紫菀，肺痿加阿胶，胸膈不利加枳壳，痞满加枳实，目赤加栀子、大黄，面肿加茯苓，肤痛加黄耆，发斑加荆、防，疫毒加牛蒡、大黄，不得眠加栀子。**昂按**：观海藏所加，则用药之大较，亦可识矣。

去浮皮，泔浸微炒用。畏龙胆、白及，忌猪肉。

马兜铃　泻肺下气。

体轻而虚。熟则四开象肺，故入肺。寒能清肺热，苦、辛能降肺气。时珍曰：钱乙补肺阿胶散用之，非取其补肺，取其清热降气，则肺自安也。其中阿胶、糯米，乃补肺之正药。**昂按**：清热降气，泻之即所以补之，若专一于补，适以助火而益嗽也。**治痰嗽喘促，血痔瘘疮，肺、大肠经热**。瘘，漏也，音间，亦音漏。痔属大肠，大肠与肺为表里，肺移热于大肠，故肠风痔瘘，清脏热则腑热亦清矣。《千金》单服治水肿，以能泻肺行水也。亦可吐蛊。汤剂中用之，多作吐。

蔓生，实如铃。去筋膜，取子用。

白前　泻肺，降气，下痰。

辛、甘，微寒。长于降气下痰止嗽，治肺气壅实，胸膈逆满。虚者禁用。

似牛膝、粗长坚直易断者，白前也；短小柔软能弯者，白微也。近道多有，形色颇同，以此别之。【白微见血药类】去头、须，甘草水浸一伏时。即一昼夜。焙用。忌羊肉。

白及　涩，补肺，逐瘀生新。

味苦而辛，性涩而收。得秋金之令，入肺止吐血。《摘玄》云：试血法，吐水内，浮者肺血也，沉者肝血也，半浮沉者心血也。各随所见，以羊肺、肝、心蘸白及末，日日服之佳。**肺损者能复生之。**以有形生有形。人之五脏，惟肺叶损坏者，可以复生。台州狱吏悯一重囚，囚感之曰：吾七犯死罪，遭刑拷，肺皆损伤。得一方，用白及末米饮日服，其效如神。后囚凌迟，剖其胸，见肺间窍穴数十，皆白及填补，色犹不变也。**治跌打折骨**，酒服二钱。**汤火灼伤**，油调末敷。**恶疮痈肿，败疽死肌。**盖去腐逐瘀生新之药，除面上皯疱，皯音干，去声。面黑气。疱音炮，面疮也。涂手足皲裂，令人肌滑。

紫石英为使，畏杏仁，反乌头。

半夏　燥湿痰，润肾燥，宣通阴阳。

辛，温，有毒。体滑性燥。能走能散，能燥能润。和胃健脾，去湿。补肝辛散润肾，除湿化痰，发表开郁，下逆气，止烦呕，发音声，利水道，燥去湿，故利水；辛通气，能化液，故润燥。丹溪谓二陈汤能使大便润而小便长。救暴卒，葛生曰：凡遇五绝之病，用半夏末吹入鼻中即活，盖取其能作嚏也。五绝，谓缢死、溺死、压死、魇死、产死也。治咳逆头眩，火炎痰升则眩。痰厥头痛，眉棱骨痛。风热与痰。咽痛，成无己曰：半夏辛散，行水气而润肾燥。又《局方》半硫丸，治老人虚秘，皆取其润滑也。俗以半夏、南星为性燥，误矣！湿去则土燥，痰涎不生，非二物之性燥也。古方用治咽痛喉痹、吐血下血，非禁剂也。二物亦能散血，故破伤扑打皆主之。惟阴虚劳损，则非湿热之邪，而用利窍行湿之药，是重竭其津液，医之罪也，岂药之咎哉？《甲乙经》用治不眠，是果性燥者乎？半夏、硫黄等分，生姜糊丸，名半硫丸。胸胀，仲景小陷胸汤用之。伤寒寒热，故小柴胡汤用之。痰疟不眠，《素问》曰：胃不和，则卧不安。半夏能和胃气而通阴阳。《灵枢》曰：阳气满，不得入于阴，阴气虚，故目不得瞑，饮以半夏汤。阴阳既通，其卧立至。又有喘嗽不得眠者。左不得眠，属肝胀，宜清肝；右不得眠，属肺胀，宜清肺。反胃吐食。痰膈。散痞除瘿，瘿多属痰。消肿止汗。胜湿。孕妇忌之。王好古曰：肾主五液，化为五湿，本经为唾，入肝为泪，入心为汗，入肺为涕，入脾为痰。痰者因咳而动，脾之湿也。半夏泄痰之标，不能泄痰之本，泄本者泄肾也。咳无形，痰有形。无形则润，有形则燥，所以为流脾湿而润肾燥之剂也。俗以半夏为肺药，非也。止呕为足阳明，除痰为足太阴。柴胡为之使，故柴胡汤用之。虽云止呕，亦助柴、芩主寒热往来，是又为足少阳也。时珍曰：脾无湿不生痰，故脾为生痰之源，肺为贮痰之器。按：有声无痰曰咳，盖伤于肺气；有痰无声曰嗽，盖动于脾湿也；有声有痰曰咳嗽，或因火、因风、因寒、因湿、因虚劳、因食积，宜分症论治。大法治嗽，当以治痰为先，而治痰又以顺气为主。宜以半夏、南星燥其湿，枳壳、橘红利其气，肺虚加温敛之味，肺热加凉泻之剂。赵继宗曰：二陈治痰，世医执之。内有半夏，其性燥烈。若风寒湿食诸痰则相宜，至于劳痰、失血诸痰，用之反能燥血液而加病。按：古有三禁，血家、汗家、渴家忌之。然亦间有用之者。【俗以半夏专为除痰，而半夏之功用，不复见知于世矣。小柴胡汤、半夏泻心汤，皆用半夏，岂为除痰乎？】

【昂按：湿必得火，方结为痰。】【气顺则火降而痰消。】

圆白而大、陈久者良。浸七日，逐日换水，沥去涎，切片，姜汁拌。性畏生姜，用之以制其毒，得姜而功愈彰。柴胡、射干为使，畏生姜、秦皮、龟甲、雄黄，忌羊血、海藻、饴糖，恶皂荚，反乌头。合陈皮、茯苓、甘草、名二陈汤，为治痰之总剂。寒痰佐以干姜、芥子，热痰佐以黄芩、栝蒌，湿痰佐以苍术、茯苓，风痰佐以南星、前胡，痞痰佐以枳实、白术。更看痰之所在，加导引药，惟燥痰非半夏所司也。

韩飞霞造曲十法：一姜汁浸造，名生姜曲，治浅近诸痰。一矾水煮透，兼姜糊造，名矾曲。矾最能却水，治清水痰。一煮皂角汁，炼膏，和半夏末为曲。或加南星，或加麝香，名皂角曲，治风痰，开经络。一用白芥子等分，或三分之一，竹沥和成，略加曲糊，名竹沥曲，治皮里膜外、结核隐显之痰。一麻油浸半夏三五日，炒干为末，曲糊造成，油以润燥，名麻油曲，治虚热劳咳之痰。一用腊月黄牛胆汁，略加热蜜和造，名牛胆曲，治癫痫风痰。一用香附、苍术、抚芎等分，熬膏，和半夏末作曲，名开郁曲，治郁痰。一用芒硝，居半夏十分之三，煮透为末，煎大黄膏和成，名硝黄曲，治中风卒厥、伤寒宜下由于痰者。一用海粉一两，雄黄一两，半夏二两，为末，炼蜜和造，名海粉曲，治积痰沉痼；一用黄牛肉煎汁炼膏，即霞天膏，和半夏末为曲，名霞天曲，治沉疴痼痰，功效最烈。以上并照造曲法，草盦七日，待生黄衣晒干，悬挂风处，愈久愈良。

天南星　　燥湿，宣，祛风痰。

味辛而苦，能治风散血，《是斋方》：南星、防风等分为末，治破伤风、刀伤、扑伤如神，名玉真散。破伤风者，药敷疮口，温酒调下一钱；打伤至死，童便调灌二钱，连进三服必活。气温而燥，能胜湿除痰；性紧而毒，能攻积拔肿，补肝风虚，凡味辛而散者，皆能补肝，木喜条达故也。为肝脾肺三经之药。治惊痫风眩，丹溪曰：无痰不作眩。身强口噤，喉痹舌疮，结核疝瘕，痈毒疥癣，蛇虫咬毒。调末箍之。破结下气，利水堕胎。性更烈于半夏。与半夏皆燥而毒，故堕胎。半夏辛而能守，南星辛而不守。然古安胎方中，亦有用半夏者。阴虚燥痰禁用。

根似半夏而大，看如虎掌，故一名虎掌。以矾汤或皂角汁浸三昼夜，暴用；或酒浸一宿，蒸，竹刀切开，至不麻乃止；或姜渣、黄泥和，包煨熟用。造曲法与半夏同。造胆星法：腊月取黄牛胆汁，和南星末纳入胆中，风干，年久者弥佳。畏附子、干姜、防风。得防风则不麻，火炮则毒性缓，得牛胆则不燥，且胆有益肝胆之功。

栝楼仁　　俗作瓜蒌。泻火，润肺，滑肠，止血，治热痰。

甘补肺。本草苦。寒润下。能清上焦之火，使痰气下降，为治嗽要药。肺受火逼，失下降之令，故生痰作嗽。又能荡涤胸中郁热垢腻，生津止渴，丹溪曰：消渴神药。清咽利肠，通大便。《是斋方》：焙研酒调或米饮下，治小便不通。通乳消肿。治结胸胸痹，仲景小陷胸汤用之。又云：少阳症口渴者，小柴胡汤，以此易半夏。酒黄热痢，二便不通。炒香酒服，止一切血。寒降火。泻者忌用。

实圆长如熟柿，子扁、多脂，去油用。枸杞为使，畏牛膝、干漆，恶干姜，反乌头。

天花粉 泻火，润燥，治热痰。

酸能生津，甘不伤胃，微苦，微寒。降火润燥，滑痰解渴，古方多用治消渴。生肌排脓，消肿，行水通经，止小便利。膀胱热解，则水行而小便不数。治热狂时疾，胃热疸黄，口燥唇干，肿毒发背，乳痈疮痔。脾胃虚寒者禁用。

即栝楼根，畏恶同。澄粉食，大宜虚热人。

独活 宣，搜风，去湿。

辛、苦，微温。气缓善搜。入足少阴气分肾。以理伏风。治本经伤风头痛，头运目眩，宜与细辛同用。风热齿痛，文潞公《药准》用独活、地黄等分为末，每服三钱。痉痫湿痹，项背强直，手足反张曰痉；湿流关节、痛而烦曰湿痹。风胜湿，故二活兼能去湿。奔豚疝瘕。肾积曰奔豚，风寒湿客于肾家所致。瘕疝亦然。

有风不动，无风反摇，又名独摇草。故治风。《本经》云：独活一名羌活。古方惟用独活，后人云是一类二种，遂分用。以形虚大有臼如鬼眼，节疏色黄者为独活；色紫节密，气猛烈者为羌活。并出蜀汉。又云自西羌来者名羌活，故又名胡王使者。今采诸家所分经络、主治各症，以便施用。

羌活 宣，搜风，发表，胜湿。

辛、苦，性温。气雄而散，味薄上升。入足太阳膀胱以理游风，兼入足少阴、厥阴肾肝气分。泻肝气，搜肝风。小无不入，大无不通。治风湿相搏，本经头痛。同川芎，治太阳、少阴头痛。凡头痛多用风药者，以巅顶之上，唯风药可到也。督脉为病，脊强而厥，督脉并太阳经。刚痉柔痉，脊强而厥，即痉症也。伤寒无汗为刚痉，伤风有汗为柔痉。亦有血虚发痉者。大约风症宜二活，血虚忌用。中风不语，按：古人治中风，多主外感，率用续命、愈风诸汤以发表，用三化汤、麻仁丸以攻里。至河间出，始云中风非外来之风，良由心火暴甚，肾水虚衰。东垣则以为本气自病。丹溪以为湿生痰，痰生热，热生风。世人复分北方风劲、质厚为真中，南方地卑、质弱为类中。不思岐伯云：中风大法有四：一偏枯，半身不遂也；二风痱，四肢不收也；三风懿，奄忽不知人也；四风痹，诸风类痹状也。风症尽矣，何尝有真中、类中之说乎？此症皆由气血亏虚，医者不知养血益气以固本，徒用乌、附、羌、独以驱风，命曰虚虚，误人多矣。【真中定重于类中，焉有类中既属内伤，真中单属外感乎！河间、东垣皆北人，安能尽舍北人而专治南病乎？】头旋目赤。目赤要药。散肌表八风之邪，利周身百节之痛，为却乱反正之主药。若血虚头痛、遍身痛者。此属内症。二活并禁用。

防风 宣，发表，去风，胜湿。

辛、甘，性温。升浮为阳。搜肝泻肺，散头目滞气，经络留湿。主上部见血。用之为使，亦能治崩。上焦风邪，头痛目眩，脊痛项强，周身尽痛，太阳经症。膀胱。徐之才曰：得葱白，能行周身。又行脾胃二经，为去风胜湿之要药。凡风药皆能胜湿。东垣曰：卒伍卑贱之职，随所引而至，乃风药中润剂。若补脾胃，非此引用不能行。散目赤、疮疡。若血虚痉急，头痛不因风寒，内伤头痛。泄泻不因寒湿，火升发嗽，阴虚盗汗，阳虚自汗者并禁用。同黄耆、芍药，又能实表止汗；合黄耆、白术，名玉屏风散，固表圣药。黄耆得防风而功益大，取其相畏而相使也。

黄润者良。上部用身，下部用梢。畏萆薢，恶干姜、白敛、芫花，杀附子毒。

藁本　宣，去风寒湿。

辛温雄壮，为太阳经风药。膀胱。寒郁本经、头痛连脑者必用之。凡巅顶痛，宜藁本、防风、酒炒升、柴。治督脉为病，脊强而厥。督脉并太阳经贯脊。又能下行去湿，治妇人疝瘕，阴寒肿痛，腹中急痛，皆太阳寒湿。胃风泄泻，夏英公病泄，医以虚治不效。霍翁曰：此风客于胃也，饮以藁本汤而愈。盖藁本能除风湿耳。粉刺酒齇。音查，和白芷作面脂良。

根紫色，似芎藭而轻虚，气香味麻。

葛根　轻，宣，解肌，升阳，散火。

辛、甘，性平，轻扬升发。入阳明经，能鼓胃气上行，生津止渴。风药多燥，葛根独能止渴者，以能升胃气、入肺而生津耳。兼入脾经，开腠发汗，解肌退热。脾主肌肉。为治脾胃虚弱泄泻之圣药。《经》曰：清气在下，则生飧泄。葛根能升阳明清气。疗伤寒中风，阳明头痛。张元素曰：头痛如破，乃阳明中风，可用葛根葱白汤。若太阳初病，未入阳明而头痛者，不可便服升葛汤发之，反引邪气入阳明也。仲景治太阳、阳明合病，桂枝汤加葛根、麻黄。又有葛根黄芩黄连解肌汤，是用以断太阳入阳明之路，非太阳药也。血痢温疟，丹溪曰：凡治疟无汗要有汗，散邪为主，带补；有汗要无汗，扶正为主，带散。若阳疟有汗，加参、耆、白术以敛之，无汗加芩、葛、苍术以发之。肠风痘疹。能发痘疹。丹溪曰：凡斑疹已见红点，不可更服升葛汤，恐表虚反增斑烂也。又能起阴气，散郁火，解酒毒。葛花尤良。利二便，杀百药毒。多用反伤胃气。升散太过。

生葛汁大寒，解温病大热，吐衄诸血。

升麻　轻，宣，升阳，解毒。

甘、辛、微苦。足阳明、太阴引经药。胃、脾。参、耆上行，须此引之。亦入手阳明、太阴。大肠、肺。**表散风邪**，引葱白，散手阳明风邪；同葛根，能发阳明之汗；引石膏，止阳明头痛、齿痛。**升发火郁**，能升阳气于至阴之下。引甘温之药上行，以补卫气之散而实其表。柴胡引少阳清气上行，升麻引阳明清气上行，故补中汤用为佐使。若下元虚者，用此升之，则下元愈虚，又当慎用。**治时气毒疠，头痛**，阳明头痛，痛连齿颊。**寒热，肺痿吐脓，下痢后重**。后重者，气滞也。气滞于中，必上行而后能下降。有病大小便秘者，用通利药而罔效，重加升麻而反通。丹溪曰：气升则水自降。《经》曰：地气上为云，天气下为雨。天地不交，则万物不通也。**久泄**，《经》曰：清气在下，则生飧泄。**脱肛，崩中带下**，能缓带脉之缩急。**足寒阴痿，目赤口疮，痘疮**，升葛汤，初发热时可用，痘出后气弱或泄泻者可少用，否则见斑之后，必不可用，为其解散也。**斑疹**，成朵如锦纹者为斑，隐隐见红点者为疹。盖胃热失下，冲入少阳，则助相火而成斑；冲入少阴，则助君火而成疹。**风热疮痛。解百药毒，吐蛊毒，杀精鬼**。性阳、气升、味甘故也。**阴虚火动者忌用**。朱肱《活人书》言瘀血入里吐衄血者，犀角地黄汤，乃阳明圣药。如无犀角，代以升麻。二药性味相远，何以为代？盖以升麻能引诸药同入阳明也。朱二允曰：升麻性升，犀角性降，用犀角止血，乃借其下降之气，清心肝之火，使血下行归经耳。倘误用升麻，血随气升，不愈涌出不止乎？古方未可尽泥也。

里白外黑，紧实者良，名鬼脸升麻，去须、芦用。或有参、芪补剂，须用升、柴，而又恐其太升发者，升麻、柴胡，并用蜜水炒之。别有一种绿升麻，缪仲醇用治滞下，每每有验。

白芷　宣，发表，祛风，散湿。

辛散风，温除湿，芳香通窍而表汗。行手足阳明，大肠、胃。入手太阴，肺，色白味辛，故入肺。而为阳明主药。阳明之脉营于面，故治头面诸疾。**治阳明头目昏痛**，杨吉老方：白芷汤泡四五遍，蜜丸弹子大，名都梁丸。每服一丸，荆芥点腊茶嚼下。【吉老，名介，治王定国病时在都梁，因以名丸。】**眉棱骨痛**，风热与痰，同酒浸黄芩为末，茶下。**牙痛**，上龈属足阳明，下龈属手阳明，二经风热。**鼻渊**，肺主鼻，风热乘肺，上烁于脑，故鼻多浊涕而渊。《经》曰：脑渗为涕，宜同细辛、辛夷治之。**目痒泪出，面䵟**，干，去声。面黑气。**瘢疵**，可作面脂。**皮肤燥痒**，三经风热之病，**及血崩血闭，肠风痔瘘，痈疽疮疡**，三经湿热之病。**活血排脓**，肠有败脓血，淋露腥秽，致脐腹冷痛，须此排之。**生肌止痛，解砒毒、蛇伤**。先以绳扎伤处，酒调下白芷末五钱。种白芷，能辟蛇。**又治产后伤风，血虚头痛**。自鱼尾上攻，多在日晚，宜四物加辛、芷。【鱼尾，目之上角。】如气虚头痛，多在清晨，宜芎、藁，倍参、芪。保寿堂治正、偏头痛，白芷、川芎各三钱，搽牛脑上，加酒顿熟，热食尽醉，其病如失。**然其性升散，血热有虚火者禁用。

色白、气香者佳。或微炒用。当归为使，恶旋覆花。

细辛　宣散风湿，补肝润肾。

辛温散风邪，故诸风痹痛，咳嗽上气，头痛脊强者宜之。专治少阴头痛，独活为使。辛散浮热，故口疮喉痹少阴火、鼻渊齿䘌者虫蚀脓烂宜之。辛益肝胆，故胆虚惊痫，风眼泪下者宜之。水停心下则肾燥，细辛之辛，能行水气以润之。肾燥者，心亦燥，火屈于水故燥也。《经》曰：肾苦燥，急食辛以润之。虽手少阴引经心。乃足少阴本药肾。能通精气，利九窍，故耳聋鼻齆、音瓮，鼻塞不闻香臭也。风寒入脑，故气不宣通。寒宜表，热宜清。有息肉者，为末吹鼻。倒睫、便涩者宜之。散结温经，破痰下乳，行血发汗。能发少阴之汗。仲景治少阴症反发热，麻黄附子细辛汤，乃治邪在里之表剂。然味厚性烈，不可过用。不可过一钱，多则气不通，闷绝而死，虽死无伤可验。开平狱尝治此，不可不知。

味极辛，产华阴者真。杜蘅、鬼督邮、徐长卿，皆可乱之。拣去双叶者用。恶黄耆、山茱，畏硝石、滑石，反藜芦。

柴胡　宣，发表和里，退热升阳。

苦，平，微寒。味薄气升为阳。主阳气下陷，能引清气上行，而平少阳、厥阴之邪热。肝、胆、心包、三焦相火。时珍曰：行少阳，黄芩为佐；行厥阴，黄连为佐。宣畅气血，散结调经。昂按：人第知柴胡能发表，而不知柴胡最能和里。故劳药、血药，往往用之。【补中益气、逍遥散，皆用柴胡，取其和中，皆非解表也。】为足少阳胆经表药。胆为清净之府，无出无入，其经在半表半里，法当和解，小柴胡汤之属是也。若病在太阳，服之太早，则引贼入门；若病入阴经，复服柴胡，则重虚其表。最宜详慎。治伤寒邪热，仲景有大、小柴胡汤。痰热结实，虚劳肌热。寇宗奭曰：柴胡，《本经》并无一字治劳，《药性论》《日华子》皆言补劳伤，医家执而用之，贻误无穷。【《药性论》，甄权著。】时珍曰：劳有五，若劳在肝、胆、心、心包有热，则柴胡乃手足厥阴、少阳必用之药；劳在脾胃有热，或阳气下陷，则柴胡为升清退热必用之药。惟劳在肺肾者，不可用耳。寇氏一概摈斥，殊非通论。昂按：杨氏秦艽扶羸汤，治肺痿成劳，咳嗽声嗄，体虚自汗，用柴胡为君，则肺劳亦有用之者矣。呕吐心烦，邪在半表半里，则多呕吐。诸疟寒热，东垣曰：诸疟以柴胡为君，佐以引经之药。李士材曰：疟非少阳经慎用。喻嘉言曰：疟发必有寒有热，盖外邪伏于半表半里，适在少阳所主之界。入与阴争，阳胜则热；出与阳争，阴胜则寒。既纯热无寒，为瘅【瘅，音亶。】疟、温疟；纯寒无热，为牝疟。要皆自少阳而造其极偏。补偏救弊，亦必返还少阳之界，使阴阳协和而后愈也。谓少阳而兼他经则有之，谓他经而不涉少阳，则不成其为疟矣。脉纵屡迁，而弦之一字，实贯彻之也。**昂按**：疟之不离少阳，犹咳之不离于肺也。《谈薮》云：张知阁久病疟，热时如火，年余骨立。医用茸、附诸药，热益甚。孙琳投以小柴胡汤，三服脱然。琳曰：此名劳疟，热从髓出。加以刚剂，气血愈亏。热有在皮肤、在脏腑、在骨髓，在骨髓者，非柴胡不可。若得银柴胡，只须一服。南方者力减，故三服乃效也。时珍曰：观此则得用药之妙的矣。**昂按**：据孙氏之说，是柴胡亦能退骨蒸也。**头眩目赤，胸痞胁痛**，凡胁痛，多是肝木有余，宜小柴胡汤加青皮、川芎、白芍。又左胁痛，宜活血行气；右胁痛，宜消食行痰。**口苦耳聋**。皆肝胆之邪。**妇人热入血室**，冲为血海，即血室也，男女皆有之。柴胡在脏主血，在经主气。**胎前产后诸热，小儿痘疹，五疳羸热，散十二经疮疽，血凝气聚，功同连翘**。连翘治血热，柴胡治气热，为少异。**阴虚、火炎气升者禁用。**

银州者根长尺余，微白，治劳疳良。北产者如前胡而软并良，南产者强硬不堪用。外感生用，内伤升气，酒炒用根，中及下降用梢。有汗、咳者蜜水炒。前胡、半夏为使，恶皂角。

前胡 宣，解表；泻，下气。治风痰。

辛以畅肺解风寒，甘以悦脾理胸腹，苦泄厥阴*肝*之热，寒散太阳*膀胱*之邪。微寒，一云微温。性阴而降，功专下气，气下则火降而痰消。气有余便是火，火则生痰。能除实热。治痰热哮喘，咳嗽呕逆，痞膈霍乱，小儿疳气，有推陈致新之绩。明目安胎。无外感者忌用。按：柴胡、前胡，均是风药，但柴胡性升，前胡性降为不同。肝胆经风痰，非前胡不能除。

皮白肉黑，味甘气香者良。半夏为使，恶皂荚，忌火。

麻黄 轻，发汗。

辛，温，微苦。僧继洪曰：中牟产麻黄，地冬不积雪，性热，故过服泄真气。入足太阳*膀胱*。兼走手少阴、阳明*心、大肠*而为肺家专药。能发汗解肌，去营中寒邪、卫中风热。调血脉，通九窍，开毛孔。治中风伤寒，中，犹伤也。头痛温疟，咳逆上气，风寒郁于肺经。《经》曰：诸气膹郁，皆属于肺。痰哮气喘，哮症宜泻肺气，虽用麻黄，而不出汗，本草未载。赤黑斑毒，胃热。一曰斑症。表虚不得再汗，非便闭亦不可下，只宜清解其热。毒风疹痹，皮肉不仁，目赤肿痛，水肿风肿。过剂则汗多亡阳，夏月禁用。汗者心之液，过汗则心血为之动摇，乃骁悍之剂。丹溪以人参、麻黄同用，亦攻补法也。东垣曰："十剂"曰"轻可去实"，葛根、麻黄之属是也。邪客皮毛，腠理闭拒，营卫不行，故谓之实。二药轻清，故可去之。时珍曰：麻黄，太阳经药，兼入肺经，肺主皮毛；葛根，阳明经药，兼入脾经，脾主肌肉。二药皆轻扬发散，而所入不同。王

本草备要（节选）

好古曰：麻黄治卫实，桂枝治卫虚，虽皆太阳经药，其实营卫药也。心主营为血，肺主卫为气。故麻黄为手太阴肺之剂，桂枝为手少阴心之剂。【诸家皆以麻黄、桂枝为肺经药，谓伤寒传足不传手者，误也。】时珍曰：仲景治伤寒，无汗用麻黄，有汗用桂枝，未有究其精微者。津液为汗，汗即血也，在营则为血，在卫则为汗。寒伤营，营血内涩，不能外通于卫。卫气闭固，津液不行，故无汗发热而恶寒；风伤卫，卫气外泄，不能内护于营。营气虚弱，津液不固，故有汗发热而恶风。然风寒皆由皮毛而入，皮毛，肺之合也。盖皮毛外闭，则邪热内攻，故用麻黄、甘草同桂枝，引出营分之邪，达之肌表；佐以杏仁，泄肺而利气。汗后无大热而喘者加石膏。《活人书》夏至后加石膏、知母，皆泄肺火之药。是麻黄汤虽太阳发汗重剂，实散肺经火郁之药也。腠理不密，则津液外泄而肺气虚，虚则补其母，故用桂枝同甘草，外散风邪以救表，内伐肝木以防脾【桂能平肝。】；佐以芍药，泄木而固脾；使以姜、枣，行脾之津液而和营卫。下后微喘者，加厚朴、杏仁，以利肺气也。汗后脉沉迟者加人参，以益肺气也。《活人书》加黄芩为阳旦汤，以泻肺热也。是桂枝汤虽太阳解肌轻剂，实为理脾救肺之药也。

发汗用茎去节，煮十余沸，掠去浮沫，或用醋汤略泡，晒干备用。亦有用蜜炒者。庶免太发。止汗用根节。无时出汗为自汗，属阳虚；梦中出汗为盗汗，属阴虚。用麻黄根、蛤粉、粟米等分为末，袋盛扑之佳。时珍曰：麻黄发汗，骏不能御；根节止汗，效如影响。物理不可测如此。自汗有风湿、伤风、风温、气虚、血虚、脾虚、阴虚、胃热、痰饮、中暑、亡阳、柔痉等症，皆可加用。盖其性能行周身肌表，引诸药至卫分而固腠理。汗虽为心液，然五脏亦各有汗。《经》曰：饮食饱甚，汗出于胃；惊而夺精，汗出于心；持重远行，汗出于肾；疾走恐惧，汗出于肝；摇体劳苦，汗出于脾。厚朴、白微为使，恶辛夷、石膏。

荆芥　一名假苏。轻，宣，发表，祛风，理血。

辛、苦而温，芳香而散。入肝经气分，兼行血分。其性升浮能发汗，又云：止冷汗、虚汗。散风湿，清头目，利咽喉。治伤寒头痛，中风口噤，身强项直，口面㖞斜，目中黑花。其气温散，能助脾消食，气香入脾。通利血脉。治吐衄肠风，崩中血痢，产风血运，产后去血过多，腹内空虚，则自生风，故常有崩运之患，不待外风袭之也。荆芥最能散血中之风。华佗愈风散，荆芥三钱，微焙为末，豆淋酒调服，或童便服，诸家云甚效。瘰疬疮肿。清热散瘀，破结解毒。结散热清，则血凉而毒解。为风病、血病、疮家圣药。荆芥功本治风，又兼治血者，以其入风木之脏，即是藏血之地也。李士材曰：风在皮里膜外，荆芥主之，非若防风能入骨肉也。

连穗用，穗在于巅，故善升发。治血炒黑用。凡血药用山栀、干姜、地榆、棕榈、五灵脂等，皆应炒黑者，以黑胜红也。反鱼蟹、河豚、驴肉。

连翘 轻，宣，散结，泻火。

微寒升浮。形似心，实似莲房，有瓣。苦入心，故入手少阴、厥阴心、心包气分而泻火，兼除手、足少阳三焦、胆。手阳明经大肠气分湿热。散诸经血凝气聚，营气壅遏，卫气郁滞，遂成疮肿。利水通经，杀虫止痛，消肿排脓。皆结者散之。凡肿而痛者为实邪，肿而不痛为虚邪，肿而赤者为结热，肿而不赤为留气停痰。为十二经疮家圣药。《经》曰：诸疮痛痒，皆属心火。

紫苏 宣，发表，散寒。

味辛入气分，色紫入血分。香温散寒，通心利肺，开胃益脾，气香入脾。发汗解肌，和血下气，宽中消痰，祛风定喘，止痛安胎，利大小肠，解鱼蟹毒。多服泄人真气。时珍曰：同陈皮、砂仁，行气安胎；同藿香、乌药，温中止痛；同香附、麻黄，发汗解肌；同芎䓖、当归，和血散血；同桔梗、枳壳，利膈宽肠；同卜子、杏仁，消痰定喘；同木瓜、厚朴，散湿解暑，治霍乱脚气。

气香者良。宜橘皮，忌鲤鱼。

苏子与叶同功。润心肺，尤能下气定喘，止嗽消痰，利膈宽肠，温中开郁。有苏子降气汤。梗下气稍缓，虚者宜之。叶发汗散寒、梗顺气安胎，子降气开郁、消痰定喘。表弱气虚者忌用叶，肠滑气虚者忌用子。炒、研用。

薄荷 轻，宣，散风热。

辛能散，凉能清。本经温，盖体温而用凉也。升浮能发汗。搜肝气而抑肺盛，消散风热，清利头目。治头痛头风，中风失音，痰嗽口气，语涩舌胎，含漱。眼耳咽喉口齿诸病，辛香通窍而散风热。皮肤瘾疹，瘰疬疮疥，惊热，凡小儿治惊药，俱宜薄荷汤调。骨蒸，破血止痢。能治血痢。血痢病在凝滞，辛能散，凉能清。虚人不宜多服。能发汗疏表，夏月多服，泄人元气。

苏产、气芳者良。薄荷，猫之酒也；犬，虎之酒也；蜈蚣，鸡之酒也；桑椹，鸠之酒也；茵草【茵，亦作莾。】，鱼之酒也，食之皆醉。被猫伤者，薄荷汁涂之。

天麻 宣，祛风。

辛，温。入肝经气分。益气强阴，通血脉，强筋力，疏痰气。治诸风眩掉，头旋眼黑，语言不遂，风湿痹音顽痹，小儿惊痫。诸风眩掉，皆属肝木。肝病不能荣筋，故见前症。天麻入厥阴而治诸疾，肝气和平，诸疾自瘳。血液衰少及类中风者忌用。风药能燥血故也。**昂按**：风药中须兼养血药，制其燥也。养血药或兼搜风药，宣其滞也。古云：治风先治血，血行风自灭。

根类黄瓜，茎名赤箭。有风不动，无风反摇，一名定风草。明亮坚实者佳。湿纸包煨熟，切片，酒浸一宿，焙用。

秦艽　　宣，去风湿。

苦燥湿，辛散风。去肠胃之热，益肝胆之气，养血荣筋。风药中润剂，散药中补剂。治风寒湿痹，《经》曰：风寒湿三气杂至，合而为痹。风胜为行痹，寒胜为痛痹，湿胜为着痹。痹在于骨则体重，在脉则血涩，在筋则拘挛，在肉则不仁，在皮则寒。通身挛急，血不荣筋。虚劳骨蒸，时珍曰：手足阳阴经药，兼入肝胆。阳明有湿则手足酸痛寒热，有热则日晡潮热骨蒸。《圣惠方》治急劳烦热，秦艽、柴胡各一两，甘草五钱，为末，每服三钱。治小儿骨蒸潮热，食减瘦弱，秦艽、炙甘草各一两，每服一二钱，钱乙加薄荷五钱。疸黄酒毒，肠风泻血，口噤牙痛，齿下龈属手阳明大肠经。张洁古曰：秦艽能去下牙痛，及本经风热。湿胜风淫之症。利大小便。牛乳点服，兼治黄疸，烦渴便赤。

形作罗纹相交，长大黄白、左纹者良。菖蒲为使，畏牛乳。

豨莶草　　宣，去风湿。

苦、辛。生寒，熟温。治肝肾风气，四肢麻痹，筋骨冷痛，腰膝无力，风湿疮疡。若痹痛由脾肾两虚，阴血不足，不由风湿而得者，忌服。风药能燥血。

江东人呼猪为豨，其草似猪莶臭，故名。唐成讷有进豨莶表。宋张咏进豨莶表云：其草金棱银线，素茎紫荄，对节而生，颇同苍耳。臣吃百服，眼目清明。即至千服，须发乌黑，筋力轻健，效验多端。以五月五日、六月六日、七月七日、九月九日采者尤佳。去粗茎，留枝叶花实，酒拌蒸晒九次，蜜丸，甚益元气。豨莶辛苦气寒，故必蒸晒九次，加以酒蜜，则苦寒之阴浊尽去，而清香之美味见矣。数不至九，阴浊未尽，则不能透骨搜风而却病也。捣汁熬膏，以甘草、生地煎膏，炼蜜三味收之，酒调服尤妙。

威灵仙　　宣，行气，祛风。

辛泄气，咸泄水。《本草》苦，元素甘。气温属木。其性善走，能宣疏五脏，通行十二经络。治中风头风，痛风顽痹，湿热流于肢节之间，肿属湿，痛属热，汗多属风，麻属气虚，木属湿痰死血。十指麻木，亦是胃中有湿痰死血，脾主四肢故也。痛风当分新久，新痛属寒，宜辛温药；久痛属热，宜清凉药。河间所谓暴病非热，久病非寒是也。大法宜顺气清痰、搜风散湿、养血去瘀为要。《威灵仙传》曰：一人手足不遂数十年，遇新罗僧，曰得一药可治，入山求之，乃威灵仙也，服之而愈。癥瘕积聚，痰水宿脓，黄疸浮肿，大小肠秘，风湿痰气，一切冷痛。性极快利，积疴不痊者，服之有捷效。然疏泄真气，弱者慎用。和砂仁、砂糖，醋煎，治诸骨鲠。

根丛须数百条，长者二尺余，色深黑，俗名铁脚威灵仙。忌茗、面汤。

当归 补血，润燥，滑肠。

甘温和血，辛温散内寒，苦温助心散寒。诸血属心，凡通脉者，必先补心，当归苦温助心。入心、肝、脾，心生血，肝藏血，脾统血。为血中之气药。治虚劳寒热，咳逆上气，血和则气降。温疟，厥阴肝邪。澼痢，便血曰澼。头痛腰痛，心腹诸痛，散寒和气。风痉无汗，痉，音擎，上声。身强项直，角弓反张曰痉。无汗为刚痉，有汗为柔痉。当归辛散风，温和血。产后亦有发痉者，以脱血无以养筋也，宜十全大补汤。痿痹癥瘕，筋骨缓纵，足不任地曰痿；风寒湿客于肌肉血脉曰痹；血凝气聚，按之坚硬曰癥；虽坚硬而聚散无常曰瘕，尚未至癥也。痈疽疮疡。冲脉为病，气逆里急；带脉为病，腹痛腰溶溶如坐水中，冲脉起于肾下，出于气街，侠脐上行，至胸中，上颃颡，渗诸阳，灌诸精，下行入足，渗三阴，灌诸络，为十二经脉之海，主血。带脉横围于腰如束带，总约诸脉。及妇人诸不足，一切血症，阴虚而阳无所附者。润肠胃，泽皮肤，养血生肌，血旺则肉长。排脓止痛。血和则痛止。然滑大肠，泻者忌用。当归为君，白芍为臣，地黄为佐，芎藭为使，名四物汤。治血之总剂，血虚佐以人参、黄耆；血热佐以条芩、栀、连；血积佐以大黄、牵牛。昂按：血属阴，四物能养阴，阴得其养，则血自生，非四物能生血也。若气虚血弱之人，当用人参，取阳旺生阴血之义。多有过服四物阴滞之药，而反致害者。

使气血各有所归，故名。血滞能通，血虚能补，血枯能润，血乱能抚。盖其辛温能行气分，使气调而血和也。东垣曰：头止血而上行，身养血而中守，尾破血而下流，全活血而不走。雷敩、海藏并云：头破血。时珍曰：治上用头，治中用身，治下用尾，通治全用。一定之理也。

川产力刚善攻，秦产力柔善补。以秦产头圆尾多、肥润气香者良，名马尾当归；尾粗坚枯者，名镵头当归，只宜发散用。治血酒制，有痰姜制。昂按：当归非治痰药，姜制亦臆说耳。畏菖蒲、海藻、生姜，恶湿面。

芎藭 补血润燥，宣，行气搜风。

辛、温升浮。为少阳引经胆。入手足厥阴气分心包、肝。乃血中气药。助清阳而开诸郁，丹溪曰：气升则郁自降，为通阴阳血气之使。润肝燥、补肝虚。肝以泻为补，所谓辛以散之，辛以补之。上行头目，下行血海冲脉。搜风散瘀，止痛调经。治风湿在头，血虚头痛，能引血下行，头痛必用之，加各引经药：太阳羌活，阳明白芷，少阳柴胡，太阴苍术，少阴细辛，厥阴吴茱萸。丹溪曰：诸经气郁，亦能头痛。腹痛胁风，气郁血郁，湿泻血痢，寒痹筋挛，目泪多涕肝热。风木为病，诸风眩掉，皆属肝木。**及痈疽疮疡**。痈从六腑生，疽从五脏生，皆阴阳相滞而成。气为阳，血为阴，血行脉中，气行脉外，相并周流。寒湿抟之，则凝滞而行迟，为不及；火热抟之，则沸腾而行速，为太过。气郁邪入血中，为阴滞于阳；血郁邪入气中，为阳滞于阴，致生恶毒，然百病皆由此起也。芎、归能和血行气而通阴阳。**男妇一切血症**。然香窜辛散，能走泄真气，单服久服，令人暴亡。单服则脏有偏胜，久服则过剂生邪，故有此失。若有配合节制，则不至此矣。**昂按**：芍、地酸寒为阴，芎、归辛温为阳，故四物取其相济以行血药之滞耳。川芎辛散，岂能生血者乎？治法云：验胎法：妇人过经三月，用川芎末，空心热汤调一匙服，腹中微动者是胎，不动者是经闭。

蜀产为川芎，秦产为西芎，江南为抚芎。以川产大块、里白不油、辛甘者胜。白芷为使，畏黄连、硝石、滑石，恶黄耆、山茱萸。

白芍　补血，泻肝，涩，敛阴。

苦、酸，微寒。入肝脾血分，为手足太阴行经药肺、脾。泻肝火，酸敛肝，肝以敛为泻，以散为补。**安脾肺，固腠理**，肺主皮毛，脾主肌肉。肝木不克土，则脾安。土旺能生金，则肺安。脾和肺安，则腠理固。**和血脉，收阴气，敛逆气**，酸主收敛。**散恶血，利小便**，敛阴生津，小便自利，非通行之谓也。**缓中止痛**，东垣曰：《经》曰：损其肝者缓其中，即调血也。**益气除烦，敛汗安胎，补劳退热。治泻痢后重**，能除胃中湿热。**脾虚腹痛**，泻痢俱太阴病，不可缺此，寒泻冷痛忌用。虞天民曰：白芍不惟治血虚，大能行气。古方治腹痛，用白芍四钱，甘草二钱，名芍药甘草汤。盖腹痛因营气不从，逆于肉里，白芍能行营气，甘草能敛逆气，又痛为肝木克脾土，白芍能伐肝故也。【天民又曰：白芍止治血虚腹痛，余痛不治，以其酸寒收敛，无温散之功也。】**心痞胁痛**，胁者，肝胆二经往来之道。其火上冲，则胃脘痛，横行则两胁痛。白芍能理中泻肝。**肺胀喘噫**噫同。**痈肿疝瘕**。其收降之体，又能入血海，冲脉为血海，男女皆有之。而至厥阴肝经。**治鼻衄**鼻血曰衄，音女六切**目涩**，肝血不足，退火益阴，肝血自足。**妇人胎产，及一切血病**。又曰产后忌用。丹溪曰：以其酸寒伐生发之气也，必不得已，酒炒用之可耳。时珍曰：产后肝血已虚，不可更泻也。寇氏曰：减芍药以避中寒。微寒如芍药，古人犹谆谆告诫，况大苦大寒，可肆行而莫之忌耶？〇同白术补脾，同参、耆补气，同归、地补血，同芎䓖泻肝，同甘草止腹痛，同黄连止泻痢，同防风发痘疹，同姜、枣温经散湿。

赤芍药主治略同，尤能泻肝火，散恶血，治腹痛坚积，血痹疝瘕，邪聚外肾为疝，腹内为瘕。**经闭肠风，痈肿目赤**。皆散泻之功。白补而收，赤散而泻。白益脾，能于土中泻木；赤散邪，能行血中之滞。产后俱忌用。

赤白各随花色，单瓣者入药。酒炒用。制其寒。妇人血分醋炒，下痢后重不炒。恶芒硝、石斛，畏鳖甲、小蓟，反藜芦。

生地黄　大泻火。

甘、苦，大寒，入心肾。泻丙火，小肠为丙火，心与小肠相表里，导赤散与木通同用。清燥金。胃、大肠火。消瘀通经，平诸血逆。治吐衄崩中。唾血者，血随唾出；咯血者，随痰咯出，或带血丝，出肾经及肺经。自两胁逆上吐出者，属肝经。衄血者，血溢于脑，从鼻而出；咳血者，咳出痰内有血，并属肺经。吐出、呕出成盆成碗者，属胃经。经漏不止曰崩。血热则妄行，宜以此凉之。虚人忌用，用干地黄可也。伤寒阳强，痘症大热。痘症用之甚多，本草未载。多服损胃。

生掘鲜者，捣汁饮之，或用酒制，则不伤胃。生则寒，干则凉，热则温。故分为三条，以便施用。

干地黄　补阴，凉血。

甘、苦而寒，沉阴而降。入手足少阴心、肾、厥阴心包、肝及手太阳经小肠。滋阴退阳，凉血生血。治血虚发热，《经》曰：阴虚生内热。劳伤咳嗽，咳嗽阴虚者，地黄丸为要药，亦能除痰。丹溪曰：久病阴火上升，津液生痰不生血，宜补血以制相火，其痰自除。痿痹惊悸，有触而心动曰惊，无惊而自动曰悸，即怔忡也。有因心虚火动者，有因肝虚胆怯者，有因水停心下者，火畏水，故悸也。地黄能交心肾而益肝胆，亦能行水，故治之。吐衄尿血，痛为血淋，不痛为尿血。由心肾气结，或忧思房劳所致。多属虚寒，不可专作热治。血晕崩中，《经》曰：阴虚阳搏谓之崩。足下热痛，折跌绝筋。生地一斤，瓜姜糟一斤，生姜四两，炒热，罨伤折处，冷则易之。又生地汁三分，酒升半，煮服，下扑损瘀血。填骨髓，长肌肉，利大小便，调经安胎。又能杀虫。治心腹急痛。《海上方》：捣汁和面作怀饦食，能利出虫。忌用盐。《本草汇》曰：丹溪云：气病补血，虽不中病，亦无害也。不知血药属阴，其性凝滞，若胃虚气弱之人，过服归、地等剂，反致痞闷，饮食减少，变症百出，至死不悟，岂不惜哉！大抵血虚固不可专补其气，而气虚亦不可徒补其血也。凡劳病，阳虚宜四君补气，阴虚宜四物补血，阴阳俱虚者，宜合用，名八珍汤。

江浙生者，南方阳气力微；北方生者，纯阴力大，以怀庆肥大、菊花心者良。酒制则上行外行，姜制则不泥膈。恶贝母，畏芜荑，忌莱菔、葱、蒜、铜铁器。得酒、门冬、丹皮、当归良。

熟地黄　平补肝肾，养血滋阴。

甘而微温。入手足少阴、厥阴经。滋肾水，补真阴，填骨髓，生精血，聪耳明目，耳为肾窍，目为肝窍。目得血而能视，耳得血而能聪。黑发乌髭。治劳伤风痹，胎产百病，为补血之上剂。丹溪曰：产前当清热养血为主，产后宜大补气血为主，虽有杂症，从末治之。**昂按**：丹溪产后大补气血一语，诚至当不易之论。后人不善用之，多有风寒未解，瘀血未尽，妄施峻补，反致大害者，不可不察。王硕云：男子多阴虚，宜熟地；女子多血热，宜生地。

以好酒拌砂仁末，浸蒸晒九次用。地黄性寒，得酒与火与日则温。性泥，得砂仁则利气，且能引入丹田。六味丸用之为君，尺脉弱者加桂、附，所谓益火之原，以消阴翳也。尺脉旺者加知、柏，所谓壮水之主，以制阳光也。

何首乌　平补肝肾，涩精。

苦坚肾，温补肝，甘益血，涩收敛精气。添精益髓，养血祛风，治风先治血，血活则风散。强筋骨，乌髭发，故名首乌。令人有子，为滋补良药。气血太和，则劳瘦风虚、崩带疮痔、瘰疬痈肿、诸病自已。营血调则痈肿消。赤者，外科呼为疮帚。止恶疟。益阴补肝，疟疾要药，而本草不言治疟。时珍曰：不寒不燥功在地黄、天冬诸药之上。

有赤白二种。夜则藤交，一名交藤，有阴阳交合之象。赤雄入血分，白雌入气分。以大如拳、五瓣者良。三百年者大如栲栳，服之成地仙。凡使赤、白各半泔浸，竹刀刮皮切片，用黑豆与首乌拌匀，铺柳甑，入砂锅，九蒸九晒用。茯苓为使，忌诸血、无鳞鱼、莱菔、葱、蒜、铁器。唐时有何首乌者，祖名能嗣，父名延秀。能嗣五十八，尚无妻子，服此药七日，而思人道，娶妻连生数子。延秀服之，寿百六十岁。首乌又服之，寿百三十岁，发犹乌黑，李翱为立《何首乌传》。然流传虽久，服者尚少。明嘉靖初，方士邵应节进七宝美髯丹，世宗服之，连生皇子，遂盛行于世。方用赤、白何首乌各一斤，黑豆拌，九蒸晒。茯苓半斤，乳拌。当归、枸杞、兔丝各半斤，俱酒浸。牛膝半斤，酒浸。同首乌第七次蒸至第九次。破故纸四两，黑脂麻炒，蜜丸。并忌铁器。**昂按**：地黄、何首乌，皆君药也，故六味丸以地黄为君，七宝丹以何首乌为君，各有配合，未可同类而共施也。即有加减，当各依本方，随病而施损益。今人多以何首乌加入地黄丸中，合两方而为一方，是一药二君，安所适从乎？失制方之本义矣。

增订本草备要卷之二

草部

牡丹皮 泻伏火而补血。

辛、苦，微寒。入手足少阴、心、肾。厥阴。心包、肝。泻血中伏火，色丹故入血分。时珍曰：伏火即阴火也，阴火即相火也。世人专以黄柏治相火，不知丹皮之功更胜，故仲景肾气丸用之。和血凉血而生血，血热则枯，凉则生。破积血，积瘀不去则新血不生。通经脉。为吐衄必用之药。血属阴，本静，因相火所逼，故越出上窍。治中风五劳，惊痫瘛疭。筋脉伸缩抽掣为瘛疭。或手足抽掣，口眼㖞邪，卒然眩仆，吐涎身软，时发时止为痫。皆阴虚血热，风火相搏，痰随火涌所致。除烦热，疗痈疮，凉血。下胞胎，退无汗之骨蒸。张元素曰：丹皮治无汗之骨蒸，地骨皮治有汗之骨蒸。神不足者手少阴，志不足者足少阴。故仲景肾气丸用丹皮，治神志不足也。按《内经》云：水之精为志，故肾藏志；火之精为神，故心藏神。

单瓣花红者入药，肉厚者佳。酒拌蒸用。畏贝母、菟丝、大黄，忌蒜、胡荽，伏砒。时珍曰：花白者补，赤者利，人所罕悟，宜分别之。

益母草 一名茺蔚。通行瘀血，生新血。

辛微苦寒。入手、足厥阴，心包、肝。消水行血，去瘀生新，调经解毒。瘀血去则经调。治血风血运，血痛血淋，胎漏产难，崩中带下。带脉横于腰间，病生于此，故名为带。赤属血，白属气。气虚者，补中益气而兼升提。血虚者，养血滋阴而兼调气。为经产良药，消疔肿乳痈，亦取其散瘀解毒。通大小便。然辛散之药，瞳子散大者忌服。

益母子主治略同，调经益精，明目，血滞病目者则宜。活血，顺气逐风。气行则血行，血活则风散。行中有补。治心烦头痛，血虚而热之候。胎产带崩，令人有子。有补阴之功。时珍曰：益母根茎花叶实，皆可同用。若治疮肿胎产，消水行血，则宜并用；若治血分风热，明目调经，用子为良。盖根茎花叶专于行，子则行中有补也。《产宝》济阴返魂丹，小暑端午或六月六日，采益母茎叶花实，为末蜜丸，治胎产百病。《近效方》捣汁熬膏亦良。

忌铁。子微炒用。

泽兰　通，行血，消水。

苦泄热，甘和血，辛散郁，香舒脾。入足太阴、厥阴脾、肝。通九窍，利关节，养血气，长肌肉，破宿血，调月经，消癥瘕，散水肿。防己为使。治产后血沥腰痛，瘀行未尽。吐血鼻洪，目痛头风，痈毒扑损。补而不滞，行而不峻，女科要药。古方泽兰丸甚多。

时珍曰：兰草、泽兰，一类二种，俱生下湿。紫茎素枝，赤节绿叶，叶对节生，有细齿。但以茎圆节长、叶光有歧者为兰草；茎微方、节短，叶有毛者为泽兰。嫩时并可揉音那而佩之，《楚辞》所谓纫秋兰以为佩是也。朱文公《离骚辨证》云：必花叶俱香，燥湿不变，方可刈佩。今之兰蕙，花虽香而叶无气，质弱易萎，不可刈佩。吴人呼为香草，俗名孩儿菊。夏日采，置发中，则发不腻，浸油涂发，去垢香泽，故名泽兰。兰草走气分，故能利水道，除痰癖，杀蛊辟恶，而为消渴良药。《经》曰：数食肥甘，传为消渴。治之以兰，除陈气也。泽兰走血分，故能消水肿，涂痈毒，破瘀除癥，而为妇人要药。以为今之山兰者，误矣！防己为使。寇宗奭、朱丹溪并以兰草为山兰之叶，李时珍考众说以讥之。按别本云：兰叶甘寒，清肺开胃，消痰利水，解郁调经，闽产者力胜。【闽产为胜，则是建兰矣。】李士材云：兰叶禀金水之气，故入肺脏，东垣方中尝用之，《内经》所谓治之以兰除陈气者是也，余屡验之。李时珍又谓东垣所用乃兰草也。其集诸家之言曰：陈《遁斋闲览》云楚《骚》之兰，或以为都梁香，或以为泽兰，或以为猗兰，当以泽兰为正。今之所种如麦门冬者名幽兰，非真兰也。故陈止斋著《盗兰说》以讥之。【既名幽兰，正合《骚》经矣。】方虚谷《订兰说》言古之兰草即今之千金草，俗名孩儿菊者；今之所谓兰，其叶如茅者，根名土续断，因花馥郁，故得兰名。杨升庵云：世以如蒲、萱者为兰，"九畹"之受诬也久矣。【升庵九种，多有未确，故陈文烛作《正杨》以辨之。】又吴草庐有《兰说》云：兰为医经上品，有根有茎，草之植者也。今所谓兰无枝无茎，因黄山谷称之，世遂谬指为《离骚》之兰。寇氏本草溺于流俗，反疑旧说为非。夫医经为实用，岂可诬哉？今之兰果可以利水杀虫而除痰癖乎？其种盛于闽，朱子闽人，岂不识其土产而辨析若此？世俗至今，犹以非兰为兰，何其惑之甚也。**昂按**：朱子辨兰，援《离骚》纫佩以为症，窃谓纫佩亦骚人风致之词耳。如所云饮木兰之坠露，餐秋菊之落英，岂真露可饮而英可餐乎？又云制芰荷以为衣，集芙蓉以为裳，岂真芰荷可衣、芙蓉可裳乎？宋儒释经执泥，恐未可为定论也。第《骚》经既言秋兰，则非春兰明矣。《本经》既言泽兰，则非山兰明矣。是《离骚》之秋兰，当属《本经》之泽兰无疑也。然《离骚》不常曰春兰兮秋菊乎？不又曰结幽兰而延伫乎？不又曰疏石兰以为芳乎？若秋兰既属之泽兰，将所云春兰、幽兰、石兰者，又不得为山兰，当是何等之兰乎？且山兰为花中最上之品，古今评者，列之梅、菊之前，今反屈于孩儿菊之下，以为盗袭其名，世间至贱之草，皆收入本草，独山兰清芬佳品，摈弃不录，何其不幸若斯之甚也！本草杀虫之药最多，皆未必有验，至于行水消痰，固山兰之叶力所优为者也。盖李时珍、陈、方、吴、杨辈，皆泥定陈藏器，以泽兰、兰草为一类二种，遂并《骚》经而疑之。崇泽兰而黜山兰，遂令兰草无复有用之者。不思若以为一类，则《本经》兰草一条，已属重出，何以《本经》兰草反列之上品，而泽兰止为中品乎？况一入气分，一入血分，迥然不同也。又《骚》经言兰者凡五，除木兰人所共识，其余春兰、秋兰、幽兰、石兰，若皆以为孩儿菊，是不特二种一类，且四种一类矣。而以为"九畹"之受诬，岂理也哉！盖《本经》言泽兰，所以别乎山也；言兰草，明用叶而不用其花也；《骚》经秋兰，所以别乎春也；言石兰，所以别乎泽也。愚谓秋兰当属泽兰，而春兰、石兰，定是山兰。其曰幽兰，则山兰之别名，以其生于深山穷谷故也。【泽兰町畦贱品，幽字何可当也。】寇氏、朱氏之论，又安可全非也？姑附愚说，以咨多识之士。

白微　泻血热。

苦、咸而寒。阳明、冲任之药。利阴气，下水气。主中风身热支满，忽忽不知人，阴虚火旺，则内热生风。火气焚灼，故身热支满。痰随火涌，故不知人。血厥，汗出过多，血少，阳气独上，气塞不行而厥，妇人尤多。此症宜白微汤，白微、当归各一两，参五钱，甘草钱半，每服五钱。热淋，温疟洗洗，寒热酸痛，寒热作，则营气不能内营，故酸痛。妇人伤中淋露，血热。千金白微散治胎前产后遗尿不知时，白微、芍药等分，酒调服。丹溪曰：此即河间所谓热甚廷孔郁结，神无所依，不能收禁之意也。廷孔，女人溺孔也。产虚烦呕。仲景安中益气竹皮丸用之。《经疏》曰：古方调经种子，往往用之。盖不孕缘于血热血少，而其源起于真阴不足，阳胜而内热，故营血日枯也。益阴清热，则血自生旺而有子矣，须佐以归、地、芍药、杜仲、苁蓉等药。

似牛膝而短小柔软。去须，酒洗用。恶大黄、大戟、山茱、姜、枣。

艾叶　宣，理气血；燥，逐寒湿。

苦、辛。生温、熟热。纯阳之性，能回垂绝之元阳。通十二经，走三阴，太、少、厥。理气血，逐寒湿，暖子宫，止诸血，温中开郁，调经安胎。胎动腰痛下血，胶艾汤良，阿胶、艾叶煎服。亦治虚痢。治吐衄崩带，治带要药。腹痛冷痢，霍乱转筋。皆理气血、逐寒湿之效。杀蛔，治癣。醋煎。外科有用干艾作汤，投白矾二三钱洗疮，然后敷药者。盖人血气冷，必假艾力以佐阳，而艾性又能杀虫也。以之灸音九火，能透诸经而治百病。血热为病者禁用。灸火则气下行，入药则热上冲，不可过剂。丹田气弱，脐腹冷者，以熟艾装袋，兜脐腹甚妙。寒湿脚气，亦宜以此夹入袜内。

陈者良。揉捣如绵，谓之熟艾，灸火用。妇人丸散，醋煮捣饼，再为末用。

入茯苓数片同研，则易细。煎服宜鲜者，苦酒醋也、香附为使。艾附丸，调妇人诸病。宋时重汤阴艾，自明成化来，则以蕲州艾为胜。云灸酒坛，一灸便透。《蒙筌》《发明》，并以野艾为真，蕲艾虽香，实非艾种。

延胡索　　宣，活血，利气。

辛苦而温。入手足太阴肺、脾、厥阴心包、肝经。能行血中气滞，气中血滞，通小便，除风痹。治气凝血结，上下内外诸痛，通则不痛。癥瘕崩淋，月候不调，气血不和，因而凝滞，不以时至。产后血运，暴血上冲，折伤积血，疝气危急。为活血利气第一药。然辛温走而不守，独用力迅，宜兼补气血药。通经坠胎，血热气虚者禁用。

根如半夏。肉黄、小而坚者良。酒炒行血，醋炒止血。生用破血，炒用调血。

红花　　古名红蓝花。通，行血，润燥。

辛、苦、甘、温。入肝经而破瘀血，活血，瘀行则血活。有热结于中，暴吐紫黑血者，吐出为好。吐未尽，加桃仁、红花行之。大抵鲜血宜止，瘀血宜行。润燥，消肿止痛。凡血热血瘀，则作肿作痛。治经闭便难，血运口噤，胎死腹中，非活血行血不能下。痘疮血热，本草不言治痘。喉痹不通。又能入心经，生新血。须兼补血药为佐使。

俗用染红，并作胭脂。胭脂活血解毒。痘疔挑破，以油胭脂敷之良。少用养血，多则行血，过用能使血行不止而毙。血生于心包，藏于肝，属于冲、任。红花汁与相类，故治血病。有产妇血闷而死，名医陆氏以红花数十斤煮汤，寝妇于上而熏之，汤冷再加，半日而苏。《金匮》有红蓝花酒，云治妇人六十二种风。

大小蓟　　泻，凉血。

甘，温。《大明》曰凉。皆能破血下气，行而带补。治吐衄肠痈，女子赤白沃，安胎。凉血之功。小蓟力微，能破瘀生新，保精养血，退热补虚，不能如大蓟之消痈毒。丹溪曰：小蓟治下焦结热血淋。《本事方》：一人冷气入阴囊，肿满疼痛，煎大蓟汁服，立瘥。

两蓟相似，花如髻。大蓟茎高而叶皱，小蓟茎低而叶不皱。皆用根。

三七　　亦名山漆。泻，散瘀，定痛。

甘、苦，微温。散血定痛。治吐血衄血，血痢血崩，目赤痈肿。醋磨涂即散。已破者为末掺之。为金疮杖疮要药。杖时先服一二钱，则血不冲心。杖后敷之，去瘀消肿易愈。大抵阳明、厥阴血分之药，故治血病。

此药近时始出，军中恃之。从广西山洞来者，略似白及、地黄，有节，味微甘，颇似人参。以末掺猪血中，血化为水者真。近出一种，叶似菊、艾而劲厚，有歧尖，茎有赤棱，夏秋开黄花，蕊如金丝，盘纽可爱，而气不香。根大如牛蒡，味甘。极易繁衍。云是三七，治金疮折伤血病甚效，与南中来者不同。

地榆　　涩，止血。

苦酸微寒。**性沉而涩**。本草未尝言涩，然能收汗止血，皆酸敛之功也。**入下焦，除血热**。治吐衄崩中，血虚禁用。**肠风**，血鲜者为肠风，随感而见也；血瘀者为脏毒，积久而发也。粪前为近血，出肠胃；粪后为远血，出肺肝。**血痢**。苏颂曰：古方断下多用之。【苏颂，著《本草图经》。】寇宗奭曰：虚寒泻痢及初起者忌用。

似柳根，外黑里红。取上截，炒黑用。梢反行血。得发良。恶麦冬。

蒲黄　　生滑，行血；炒涩，止血。

甘平。**厥阴血分药**。心包、肝。**生用性滑，行血消瘀，通经脉，利小便，祛心腹膀胱寒热**。同五灵脂，治心腹血气痛，名失笑散。**疗扑打损伤，疮疖诸肿**。一妇舌胀满口，以蒲黄频掺，比晓乃愈。宋度宗舌胀满口，御医用蒲黄、干姜末等分，搽之愈。时珍曰：观此则蒲黄之凉血、活血可知矣。盖舌为心苗，心包相火，乃其臣使，得干姜，是阴阳相济也。**炒黑性涩，止一切血，崩带泄精**。

香蒲，花中蕊屑，汤成入药。

郁金　　宣，行气解郁；泻，凉血破瘀。

辛、苦，气寒。**纯阴之品，其性轻扬上行，入心及包络，兼入肺经。凉心热，散肝郁，下气破血**。行滞气，亦不损正气；破瘀血，亦能生新血。**治吐衄尿血，妇人经脉逆行**，经不下行，上为吐衄诸症。用郁金末，加韭汁、姜汁、童便服，其血自清。痰中带血者，加竹沥。**血气诸痛，产后败血攻心，颠狂失心**，颠多喜笑，尚知畏惧，症属不足；狂多忿怒，人莫能制，症属有余。此病多因惊忧，瘀血塞于心窍所致。郁金七两，白矾三两，米糊丸服，名白金丸。郁金入心散恶血，明矾化顽痰故也。**痘毒入心**。郁金一两，甘草二钱半，煮干，焙，研末，冰片五分，每用一钱，加猪血五七滴，新汲水下。治斑痘始有白泡，忽搐入腹，紫黑无脓。**下蛊毒**。同升麻服，不吐则下。

出川广，体锐圆如蝉肚，外黄内赤，色鲜微香，味苦带甘者真。市人多以姜黄伪之。

白茅根　　泻火，补中，止血，止哕。

甘，寒。**入手少阴、心。足太阴、阳明。脾、胃。补中益气，除伏热，消瘀**

血，利小便，解酒毒。治吐衄诸血，心肝火旺，逼血上行，则吐血；肺火盛，则衄血。茅根甘和血，寒凉血，引火下降，故治之。扑损瘀血，捣汁服，名茅花汤。亦治鼻衄产淋。血闭寒热，血瘀则闭，闭则寒热作矣。淋沥崩中，血热则崩。伤寒哕逆，即呃逆。《说文》曰：哕，气牾也。东垣作干呕之甚者，未是。肺热喘急，内热烦渴，黄疸水肿。清火行水。时珍曰：良药也，世人以微而忽之，惟事苦寒之剂，伤冲和之气，乌足知此哉！

茅针　溃痈疖。酒煮服。一针溃一孔，二针溃二孔。

芦根　泻热，止呕。

甘益胃，寒降火。治呕哕反胃。胃热火升，则呕逆、食不下。《金匮》方：芦根煎服。消渴客热，伤寒内热，止小便数。肺为水之上源，脾气散精，上归于肺，始能通调水道，下输膀胱。肾为水脏，而主二便。三经有热，则小便数，甚至不能少忍，火性急速故也。芦中空，故入心肺，清上焦热，热解则肺之气化行，而小便复其常道矣。解鱼、蟹、河豚毒。

取逆水肥厚者，去须、节用。

大黄　大泻血分实热，下有形积滞。

大苦，大寒。入足太阴脾、手足阳明、厥阴大肠、胃、心包、肝血分。其性沉而不浮，其用走而不守。若酒浸，亦能引至至高之分，仲景太阳门调胃承气汤，大黄注曰酒浸；阳明门大承气汤，大黄注曰酒洗；少阳、阳明小承气汤，大黄不用酒制，皆有分别。东垣曰：邪气在上，非酒不至。若用生者，则遗至高之邪热。病愈后，或目赤、喉痹、头肿、膈上热疾生也。用以荡涤肠胃，下燥结而除瘀热。治伤寒时疾，发热谵语，大肠有燥粪，故谵语，宜下之。谵，音占。温热瘴疟，下痢赤白，腹痛里急，黄疸水肿，癥瘕积聚，积久成形谓之积，属阴；聚散无常谓之聚，属阳。积多是血，或食或痰，聚多是气。留饮宿食，心腹痞满，二便不通，皆土郁夺之。吐血衄血，血闭血枯，损伤积血，一切实热，血中伏火。行水除痰，蚀脓消肿，能推陈致新。然伤元气而耗阴血。下多亡阴。若病在气分，胃虚血弱人禁用。病在气分而用之，是为诛伐无过。东垣曰：能推陈致新，戡定祸乱以致太平，所以有将军之号。时珍曰：仲景泻心汤，治心气不足吐衄血者，用大黄、黄连、黄芩，乃泻心包、肝、脾、胃四经血中之伏火也。又治心下痞满、按之软者，用大黄、黄连泻心汤，亦泻脾胃之湿热，非泻心也。病发于阴，而反下之则痞满。乃寒伤营血，邪结上焦，胃之上脘当心，故曰泻心。《经》曰：太阴所至为痞满。又曰：浊气在上，则生䐜胀是已。【䐜，音嗔。】病发于阳，而反下之则结胸。乃热邪陷入血分，亦在上脘，故大陷胸汤、丸皆用大黄，亦泻脾胃血分之邪，而降其浊气也。若结胸在气分，只用小陷胸汤；痞满在气分，只用半夏泻心汤。或问心气不足而吐衄，何以不补心而反泻心？丹溪曰：少阴不足，亢阳无辅，致阴血妄行，故用大黄泻其亢甚之火。又心本不足，肺肝各受火邪而病作，故用黄芩救肺，黄连救肝。肺者阴之主，肝者心之母，血之合也，肺肝火退，则血归经而自安矣。寇宗奭曰：以苦泄其热，就以苦补其心，盖一举而两得之。李士材曰：古人用大黄治虚劳吐衄，意甚深微。盖浊阴不降，则清阳不生；瘀血不去，则新血不生也。

川产锦纹者良。有酒浸、酒蒸，生、熟之不同。生用更峻。黄芩为使。欲取通利者，不得骤进谷食，大黄得谷食，便不能通利耳。《夷坚志》汤火伤者，捣生大黄，醋调敷，止痛无瘢。

黄芩　泻火，除湿。

苦入心，寒胜热。泻中焦实火，除脾家湿热。治澼痢腹痛，便血曰澼。寒痛忌用。凡腹痛有寒热、虚实、食积、瘀血、痰湿之不同。寒宜温，热宜清，虚宜补，实宜下，食宜消导，瘀血宜行散，痰湿宜化痰利湿。痛时手不可按者为实痛，按之痛止者为虚痛。寒热往来，邪在少阳。黄疸五淋，血闭实热在血分。气逆，痈疽疮疡，及诸失血。消痰，丹溪曰：黄芩降痰，假其降火也。按痰因火动，当先降火。利水，解渴安胎，胎孕宜清热凉血，血不妄行则胎安。养阴退阳，补膀胱水。酒炒则上行，泻肺火，利胸中气。肺主气，热伤气，泻热所以保肺。治上焦之风热、湿热，丹溪曰：黄芩，上、中二焦药。火嗽喉腥，五臭，肺为腥。目赤肿痛。过服损胃，血虚、寒中者禁用。得柴胡退寒热，得芍药治痢，得厚朴、黄连止腹痛，得桑皮泻肺火，得白术安胎之圣药。时珍曰：仲景治少阳症小柴胡汤，太阳少阳合病下利黄芩汤，少阳症下后心满泻心汤，并用之。盖黄连苦寒，入心泻热，除脾家湿热，使胃火不流入肺，不致刑金，即所以保肺也。肺虚不宜者，苦寒伤土，损其母也。少阳症虽在半表半里，而胸膈痞满，实兼心肺上焦之邪；心烦喜呕，默默不欲食，又兼脾胃中焦之症，故用黄芩以治手足少阳相火，黄芩亦少阳药也。杨士瀛曰：柴胡退热，不及黄芩。时珍曰：柴胡乃苦以发之，散火之标也；黄芩乃寒能胜热，折火之本也。东垣治肺热，身如火燎，烦躁引饮而昼盛者，宜一味黄芩汤，以泻肺经气分之火，黄芩一两煎服。《本事方》用治崩中暴下。

黄明者良。中虚者名枯芩，即片芩，泻肺火，清肌表之热。内实名条芩，即子芩，泻大肠火，补膀胱水。上行酒炒。泻肝胆火，猪胆汁炒。山茱萸、龙骨为使，畏丹皮、丹砂。

黄连　泻火，燥湿。

大苦，大寒。入心泻火，王海藏曰：泻心，实泻脾也。实则泻其子。镇肝凉血。凡治血，防风为上部之使，黄连为中部之使，地榆为下部之使。燥湿开郁，解渴单用能治消渴。除烦，益肝胆，厚肠胃，消心瘀，能去心窍恶血。止盗汗，凉心。治肠澼泻痢，便血曰澼，有脏连丸。湿热郁而为痢，黄连治痢要药。噤口者，热壅上焦，同人参煎汤呷之，但得下咽便好。喻嘉言曰：下痢必先汗解其外，后调其内。首用辛凉以解表，次用苦寒以攻里。《机要》云：后重宜下，腹痛宜和，身重宜除湿，脉弦宜去风，风邪内结宜汗，身冷自汗宜温，脓血稠粘宜重剂以竭之。下痢，赤属血分，白属气分。戴氏曰：俗谓赤热、白寒者，非也。通作湿热处治，但有新久、虚实之分。**痞满**，燥湿开郁。仲景治九种心下痞，五等泻心汤皆用之。**腹痛**，清热。**心痛伏梁**，心积。**目痛眦伤**，人乳浸点或合归、芍等分，煎汤热洗，散热活血。**痈疽疮疥**，诸痛痒疮，皆属心火。**酒毒胎毒**。小儿初生，合甘草为末，蜜调令咽之。**明目**，《传信方》：羊肝一具，黄连一两，捣丸，名羊肝丸，凡是目疾皆治。**定惊**，镇肝。**止汗解毒**，**除疳**，同猪肚蒸为丸。**杀蛔**。蛔得苦则伏。虚寒为病者禁用。久服黄连、苦参反热，从火化也。**昂按**：炎上作苦，味苦必燥，燥则热矣。且苦寒沉阴肃杀，伐伤生和之气也。韩悉曰：黄连与肉桂同行，能交心肾于顷刻。时珍曰：治痢用香连丸，姜连丸用黄连、干姜，姜黄散用黄连、生姜，左金丸用黄连、吴茱萸，治口疮用黄连、细辛，止下血用黄连、大蒜，一阴一阳，寒因热用，热因寒用，最得制方之妙。

出宣州者粗肥，出四川者瘦小。状类鹰爪、连珠者良。去毛。治心火生用，虚火醋炒，肝胆火猪胆汁炒，上焦火酒炒，有吞酸嘈杂等症，亦有吐酸者名酢心，宜黄连、吴茱萸降火开郁。酢，音醋。中焦火姜汁炒，下焦火盐水或童便炒，食积火黄土炒。治湿热在气分，吴茱萸汤炒，在血分干漆水炒。点眼赤人乳浸。时珍曰：诸法不独为之引导，盖辛热制其寒苦，咸寒制其燥性，用者详之。黄芩、龙骨为使，恶菊花、玄参、僵蚕、白鲜皮，畏款冬、牛膝，忌猪肉。时珍曰：方有脏连丸、黄连猪肚丸，岂忌肉而不忌脏腑乎？杀乌头、巴豆毒。黄连泻心火，佐以龙胆泻肝胆火，白芍泻脾火，石膏泻胃火，知母泻肾火，黄柏泻膀胱火，木通泻小肠火。黄芩泻肺火，栀子佐之；泻大肠火，黄连佐之；柴胡泻肝胆火，黄连佐之；泻三焦火，黄芩佐之。郑奠一曰：热郁恶心，兀兀欲吐，用黄连数分甚效。

胡黄连　泻热，疗惊疳。

苦，寒。去心热，益肝胆，厚肠胃。治骨蒸劳热，五心烦热，心窝、手心、足心。三消，渴而多饮为上消，肺热也。心移热于肺，传为膈消是也。多食善饥为中消，胃热也，瘅成为消中是也。渴而小便数有膏为下消，肾热而水亏也。五痔，牝痔、牡痔、脉痔、肠痔、血痔。湿热下流伤血分，无所施泄，则逼肛门而为痔肿。温疟泻痢，女人胎蒸。消果子积，为小儿惊疳良药。朱二允曰：解吃烟毒，合茶服之甚效。

性味功用似黄连，故名。出波斯国，今秦陇、南海亦有之。心黑外黄，折之尘出如烟者真。畏恶同黄连。

苦参　泻火，燥湿，补阴。

苦燥湿，寒胜热。沉阴主肾。补阴益精，养肝胆，安五脏，湿热去则血气和平，而五脏自安。利九窍，生津止渴，明目止泪。泪为肝热。治温病血痢，纯下清血者，风伤肝也，宜散风凉血；下如豆汁者，湿伤脾也，宜清热渗湿。肠风溺赤，黄疸酒毒。热生风，湿生虫，又能祛风、逐水、杀虫，治大肠疥癞。然大苦大寒，肝肾虚而无热者勿服。张从正曰：凡药皆毒也，虽苦参、甘草，不可不谓之毒，久服必偏胜为患。《经》曰：五味入胃，各归其所喜攻，久而增气，物化之常也。气增而久，夭之由也。王冰注曰：气增不已，则脏有偏胜，偏胜则脏有偏绝，故令人暴夭。《笔谈》曰：久用苦参擦牙，遂病腰痛，由其气伤肾也。《经》又曰：大毒治病，十去其六；常毒治病，十去其七；小毒治病，十去其八；无毒治病，十去其九。谷肉果菜，食养尽之。无使过之，伤其正也。按：人参补脾，沙参补肺，紫参补肝，丹参补心，玄参补肾。苦参不在五参之内，然名参者皆补也。【东坡云：药能医病，不能养人。食能养人，不能医病。】

糯米泔浸去腥气，蒸用。玄参为使，恶贝母、菟丝子、漏卢，反藜芦。苦参一两，或酒煎，或醋煮，能吐天行时毒。

知母　泻火补水，润燥滑肠。

辛、苦，寒滑。上清肺金而泻火，泻胃热、膀胱邪热、肾命相火。下润肾燥而滋阴，入二经气分。黄柏入二经血分，故二药必相须而行。消痰定嗽，止渴安胎。莫非清火之用。治伤寒烦热，蓐劳产劳骨蒸，退有汗之骨蒸。燥渴虚烦，久疟下痢。治嗽者，清肺火也。治渴者，清胃火也。退骨蒸者，泻肾火也。利二便，消浮肿。小便利则肿消。东垣曰：热在上焦气分，便闭而渴，乃肺中伏热，不能生水，膀胱绝其化源。宜用淡渗之药，泻火清金，滋水之化源。热在下焦血分，便闭而不渴，乃真水不足，膀胱干涸，无阴则阳无以化。宜用黄柏、知母大苦寒之药，滋肾与膀胱之阴，而阳自化，小便自通。【东垣治便秘，以渴不渴分之。】丹溪曰：小便不通，有热有湿，有气结于下，宜清、宜燥、宜升。又有隔二隔三之治。如肺不燥，但膀胱热，宜泻膀胱，此正治；如因肺热不能生水，则清肺，此隔二之治；如因脾湿不运而精不上升，故肺不能生水，则燥胃健脾，此隔三之治。泻膀胱，黄柏、知母之类；清肺，车前、茯苓之类；燥脾，二术之类。**昂按**：凡病皆有隔二隔三之治，不独便闭也。然苦寒伤胃而滑肠，多服令人泻。李士材曰：苦寒肃杀，非长养万物者也。世以其滋阴，施之虚损之人，如水益深矣，特表出以为戒。

得酒良。上行酒浸，下行盐水拌。忌铁。

牵牛　大泻气分湿热。

辛，热，有毒，属火善走。入肺经，泻气分之湿热。肺主气，火能平金而泄肺。能达右肾命门，走精隧，通下焦郁遏，及大肠风秘、气秘，利大小便，逐水消痰，杀虫堕胎。治水肿喘满，痃癖气块。若湿热在血分、胃弱气虚人禁用。东垣曰：牵牛苦寒，误矣！其味辛辣，久嚼猛烈雄壮，所谓苦寒安在哉？乃泻气之药，比诸辛药泄气尤甚。若湿从下受，下焦主血，血中之湿，宜苦寒之味，而反用辛热之药，泄上焦之气，是血病泻气，使气血俱损也。王好古曰：以气药引则入气，以大黄引则入血。时珍曰：一妇肠结，年几六十，服养血润燥药则泥结，服硝、黄药，则若罔知。如此三十余年。其人体肥，膏粱而多郁，日吐酸痰乃宽，此乃三焦气滞，有升无降，津液皆化为痰，不能下润肠腑，非血燥也。润剂留滞，硝、黄入血，不能入气，故无效。用牵牛为末，皂角膏丸，才投便通。外甥素多酒色病，二便不通，胀痛呻吟七昼夜，用通利药不效。予言此乃湿热之邪在精道，壅隧路，病在二阴之间，故前阻小便，后阻大便，病不在大肠、膀胱也。用楝实、茴香、穿山甲诸药，倍牵牛，三服而平。东垣补下焦阳虚，天真丹用牵牛盐水炒黑，佐沉香、杜仲、肉桂、破故纸诸药，深得补泻兼施之妙。

有黑白二种，黑者力速。亦名黑丑。取子淘去浮者，舂去皮用。得木香、干姜良。此药汉前未入本草，故仲景方中无此。《别录》始载之，宋后始多用者。

防己　　大通，行水，泻下焦血分湿热。

大辛、苦，寒。《本经》平，《别录》温。太阳膀胱经药。能行十二经，通腠理，利九窍，泻下焦血分湿热，为疗风水之要药。治肺气喘嗽，水湿。热气诸痫，降气下痰。温疟脚气，足伤寒湿为脚气。寒湿郁而为热，湿则肿，热则痛。防己为主药，湿加苡仁、苍术、木瓜、木通，热加芩、柏，风加羌活、草薢，痰加竹沥、南星，痛加香附、木香，活血加四物，大便秘加桃仁、红花，小便秘加牛膝、泽泻，痛连臂加桂枝、威灵仙，痛连胁加胆草。又有足跟痛者，属肾虚，不与脚气同论。水肿风肿，痈肿恶疮。或湿热流入十二经，致二阴不通者，非此不可。然性险而健，阴虚及湿热在上焦气分者禁用。"十剂"曰：通可去滞，通草、防己之属是也。通草即木通，是徐之才亦以行水者，为通与燥剂无以别矣。木通甘淡，泻气分湿热；防己苦寒，泻血分湿热。【本集以行水为通剂，改热药为燥剂。】

出汉中。根大而虚通，心有花纹，色黄，名汉防己；黑点、黄腥、木强者，名木防己，不佳，陈藏器曰：治风用木防己，治水用汉防己。酒洗用。恶细辛，畏草薢。

葶苈　　大泻气秘，通，行水。

辛、苦，大寒。属火性急，大能下气，行膀胱水。肺中水气膹急者，非此不能除。破积聚癥结，伏留热气，消肿除痰，止嗽定喘，水湿泛溢，为肿胀，为痰嗽，为喘满。通经利便。久服令人虚。"十剂"曰：泄可去闭，葶苈、大黄之属是也。大黄泄阴分血闭，葶苈泄阳分气闭，气味俱厚，不减大黄。然有甜苦二种，甜者性缓，苦者性急，泄肺而伤胃，宜大枣辅之。仲景有葶苈大枣泻肺汤，治肺气喘急不得卧。**昂按**：辅以大枣，补土所以制水。

子如黍米，微长色黄。合糯米微炒，去米用。得酒良。榆皮为使。

常山　　宣，吐痰，截疟；通，行水。

辛、苦而寒，有毒。能引吐行水，祛老痰积饮。痰有六：风痰、寒痰、湿痰、热痰、食痰、气痰也。饮有五，流于肺为支饮，于肝为悬饮，于心为伏饮，于经络为溢饮，于肠胃为痰饮也。常山力能吐之、下之。专治诸疟。然悍暴能损真气，弱者慎用。时珍曰：常山、蜀漆，劫痰截疟，须在发散表邪及提出阳分之后用之。疟有经疟、脏疟、风、寒、暑、湿、痰、食、瘴、鬼之别，须分阴阳虚实，不可概论。常山、蜀漆，得甘草则吐，得大黄则利，得乌梅、穿山甲则入肝，得小麦、竹叶则入心，得秫米、麻黄则入肺，得龙骨、附子则入肾，得草果、槟榔则入脾。盖无痰不作疟，一物之功，亦在驱逐痰水而已。李士材曰：常山发吐，唯生用、多用为然。与甘草同用亦必吐。若酒浸炒透，但用钱许，每见奇功，未见其或吐也。世人泥于雷敩老人久病忌服之说，使良药见疑，沉疴难起，抑何愚也。常山吐疟痰，瓜蒂吐热痰，乌附尖吐湿痰，莱菔子吐气痰，藜芦吐风痰。

鸡骨者良。酒浸蒸或炒用。栝蒌为使，忌葱、茗。茎叶名蜀漆，功用略同。古方有蜀漆散，取其苗性轻扬，发散上焦邪结。甘草水拌蒸。

藜芦　　宣，引吐。

辛，寒，至苦，有毒。入口即吐，善通顶，令人嚏，风痫症多用之。张子和曰：一妇病风痫，初一二年一作，后渐日作，甚至一日数作，求死而已。值岁大饥，采百草食，见野草若葱，采蒸饱食，觉不安，吐胶涎数日，约一二斗，汗出如洗，甚昏困，后遂轻健如常人。以所食葱访人，乃憨葱苗，即藜芦是矣。李时珍曰：和王妃年七十，中风不省，牙关紧闭。先考太医吏目月池翁诊视，药不得入，不获已，打去一齿，浓煎藜芦汤灌之，少顷噫气，遂吐痰而苏。药不瞑眩，厥疾不瘳，诚然。

取根去头用。黄连为使，反细辛、芍药、诸参，恶大黄，畏葱白，吐者服葱汤即止。

木通　　古名通草。轻，通，行水，泻小肠火。

甘淡轻虚。上通心包，降心火，清肺热，心火降，则肺热清矣。化津液。肺为水源，肺热清，则津液化，水道通。下通大小肠、膀胱，导诸湿热由小便出。故导赤散用之。凡利小便者，多不利大便，以小水愈通，大便愈燥也。木通能入大肠，兼通大便。

通利九窍，血脉关节。治胸中烦热，遍身拘痛，杨仁斋云：遍身隐热、疼痛拘急、足冷，皆伏热伤血。血属于心，宜木通以通心窍，则经络流行也。大渴引饮，中焦火。淋沥不通，下焦火，心与小肠相表里，心移热于小肠则淋秘。水肿浮大，利小便。耳聋，泄肾火，通窍。目眩，口燥舌干，舌为心苗。喉痹咽痛，火炎上焦。鼻齆，音瓮。热壅清道，则气窒不通。失音。清金。脾疸好眠。脾主四肢，倦则好眠。心为脾母，心热清则脾热亦除。除烦退热，止痛排脓，破血催生，行经下乳。火不亢于内，气顺血行，故经调有准，乳汁循常。汗多者禁用。东垣曰：肺受热邪，津液气化之源绝，则寒水断流；膀胱受湿热，癃闭约束，则小便不通，宜此治之。【寒水，太阳膀胱也。】朱二允曰：火在上则口燥，眼赤、鼻干，在中则心烦、呕哕、浮肿，在下则淋秘、足肿，必借此甘平之性，泻诸经之火，火退则小便自利，便利则诸经火邪皆从小水而下降矣。君火宜木通，相火宜泽泻。利水虽同，所用各别。

藤有细孔，两头皆通。故通窍。

通草　古名通脱木。轻，通，利水，退热。

色白气寒，体轻味淡。气寒则降，故入肺经，引热下行而利小便；味淡则升，故入胃经，通气上达而下乳汁。治五淋水肿，目昏耳聋，鼻塞失音。淡通窍，寒降火，利肺气。退热催生。

泽泻　通，利水，泻膀胱火。

甘淡、微咸。入膀胱，利小便，泻肾经之火邪，功专利湿行水。治消渴痰饮，呕吐泻痢，肿胀水痞，脚气疝痛，淋沥阴汗。阴间有汗。尿血泄精，既利水而又止泄精，何也？此乃湿热为病，不为虚滑者言也。虚滑则当用补涩之药。湿热之病。湿热既除，则清气上行。又能养五脏，益气力，起阴气，补虚损，止头旋，有聪耳明目之功。脾胃有湿热，则头重耳鸣目昏。渗去其湿，则热亦随去，土乃得令，而清气上行。故《本经》列之上品，云聪耳明目，而六味丸用之。今人多以昏目疑之。多服昏目。小便过利，而肾水虚故也。眼中有水属膀胱，过利则水涸而火生。仲景八味丸用泽泻，寇宗奭谓其接引桂、附入肾经。李时珍曰：非接引也，乃取其泻膀胱之邪气也。古人用补药，必兼泻邪，邪去则补药得力，一阖一辟，此乃玄妙。后人不知此理，专于补，必致偏胜之患矣。王履曰：地黄、山茱、茯苓、丹皮，皆肾经药，桂、附右肾命门之药，何待接引乎？钱仲阳谓肾为真水，有补无泻。或云脾虚肾旺，故泻肾扶脾，不知肾之真水不可泻，泻其伏留之邪耳！【脾喜燥，肾恶燥，故兼补为难。】易老云：去胙中留垢，以其微咸能泻伏水故也。昂按：六味丸有熟地之温，丹皮之凉，山药之涩，茯苓之渗，山茱之收，泽泻之泻，补肾而兼补脾，有补而必有泻，相和相济，以成平补之功。乃平淡之神奇，所以为古今不易之良方也。即有加减，或加紫河车一具，或五味、麦冬、杜仲、牛膝之类，不过一二味，极三四味而止。今人或疑泽泻之泻而减之，多拣本草补药，恣意加入，有补无泻，且客倍于主，责成不专，而六味之功，反退处于虚位。失制方配合之本旨矣，此近世庸师之误也。

盐水拌，或酒浸用。忌铁。

车前草　通，行水，泻热，凉血。

甘，寒。凉血去热，止吐衄，消瘕瘀，明目通淋。凡利水之剂，多损于目，惟此能解肝与小肠之热，湿热退而目清矣。雷敩曰：使叶，勿使茎、蕊。

子　甘寒。清肺肝风热，渗膀胱湿热，利小便而不走气，与茯苓同功。强阴益精，令人有子。肾有二窍，车前子能利水窍而固精窍。精盛则有子，五子衍宗丸用之。枸杞、菟丝各八两，五味、覆盆各四两，车前二两，蜜丸。惯遗泄者，车前易莲子。时珍曰：入服食，须佐他药，如六味丸之用泽泻可也。若单用则过泻。**治湿痹五淋，暑湿泻痢**，欧阳文忠患暴下，国医不能愈。夫人云：市有药，三文一贴，甚效。公不肯服，夫人杂他药进之，一服而愈。问其方，乃车前子为末，米饮下二钱匕，云此药利水而不动气，水道利则清浊分，谷脏自止矣。**目赤障翳**。能除肝热。**催生下胎。**

酒蒸捣饼，焙研。酒蒸捣饼，入滋补药；炒研，入利水泄泻药。

石韦　通淋，补劳。

甘、苦，微寒。清肺金以滋化源，凡行水之药，必皆能先清肺火。**通膀胱而利水道。**益精气，补五劳。利湿清热之功。高阳负对黄帝：治劳伤用石韦丸。**治淋崩发背。**炒末，冷调，酒服。

生石阴。柔韧如皮，背有黄毛。去毛，微炙用。杏仁、滑石、射干为使，得菖蒲良。生古瓦上者名瓦韦，亦治淋。

海金沙　通淋，泻湿热。

甘，寒，淡渗。除小肠、膀胱血分湿热。治肿满，五淋，茎痛。得栀子、牙硝、硼砂，治伤寒热狂。大热利小便，此釜底抽薪之义也。

茎细如线，引竹木上。叶纹皱处，有砂黄赤色。忌火。

茵陈　通，利湿热，治诸黄。

苦燥湿，寒胜热。入足太阳膀胱经。发汗利水，以泄太阴、阳明脾、胃之湿热。为治黄疸之君药。脾胃有湿热则发黄，黄者，脾之色也。热甚者，身如橘色，汗如柏汁。亦有寒湿发黄，身熏黄而色暗。大抵治以茵陈为主，阳黄加大黄、栀子，阴黄加附子、干姜，各随寒热治之。又治伤寒时疾，狂热瘴疟，头痛头旋，女人瘕疝。皆湿热为病。

香薷　宣，通，利湿，清暑。

辛散皮肤之蒸热，温解心腹之凝结。属金水而主肺，为清暑之主药。肺气清，则小便行而热降。暑必兼湿，治暑必兼利湿，若无湿，但为干热，非暑也。治呕逆水肿、熬膏服，小便利则消。脚气、口气，煎汤含漱。单服治霍乱转筋。时珍曰：暑月乘凉饮冷，致阳气为阴邪所遏，反中入内，遂病头痛，发热恶寒，烦躁口渴，吐泻霍乱，宜用之以发越阳气、散暑和脾则愈。若饮食不节、劳役作丧之人，伤暑大热大渴，汗出如雨，烦躁喘促，或泻或吐者，乃内伤之症。宜用清暑益气汤、人参白虎汤之类，以泻火益元可也。若用香薷，是重虚其表，而济之热矣。盖香薷乃夏月解表之药，如冬月之用麻黄，气虚者尤不宜多服。今人谓能解暑，概用代茶，误矣！李士材曰：香薷为夏月发汗之药，其性温热，只宜于中暑之人。若中热者误服之，反成大害，世所未知。按洁古云：中暑为阴症、为不足，中热为阳症，为有余。《经》曰：气盛身寒，【身寒，"寒"字当"热"字看，伤寒必病热。】得之伤寒；气虚身热，得之伤暑。故中暑宜温散，中热宜清凉。

陈者胜。宜冷饮，热服令人泻。

青蒿　泻热，补劳。

苦，寒。得春木少阳之令最早，二月生苗。故入少阳、厥阴血分肝胆。治骨蒸劳热，童便捣叶，取汁熬膏。蓐劳虚热，凡苦寒之药，多伤胃气。惟青蒿芳香入脾，独宜于血虚有热之人，以其不犯胃气也。风毒热黄，久疟久痢，瘙疥恶疮，鬼气尸疰。时珍曰：《月令通纂》言伏内庚日，采蒿悬门庭，可辟邪。冬至、元旦，各服二钱亦良，则青蒿之治鬼疰，盖亦有所伏也。补中明目。

童便浸叶用，熬膏亦良。使子勿使叶，使根勿使茎。

附子　大燥，回阳，补肾命火，逐风寒湿。

辛、甘，有毒，大热纯阳。其性浮而不沉，其用走而不守，通行十二经，无所不至。能引补气药以复散失之元阳，引补血药以滋不足之真阴，引发散药开腠理，以逐在表之风寒。同干姜、桂枝，温经散寒发汗。引温暖药达下焦，以祛在里之寒湿。能引火下行，亦有津调贴足心者。【入八味丸内，亦从地黄等补阴。】治三阴伤寒，吴绶曰：附子阴症要药。凡伤寒传变三阴，中寒夹阴，身虽大热，而脉沉细者；或厥阴腹痛，甚则唇青囊缩者，急须用之。若待阴极阳竭而用之，已迟矣。东垣治阴盛格阳，伤寒面赤目赤，烦渴引饮，脉七八至，但按之则散，用姜附汤加人参，投半斤，得汗而愈，此神圣之妙也。中寒中风，卒中曰中，渐伤曰伤。轻为感冒，重则为伤，又重则为中。气厥痰厥，虚寒而厥者宜之。如伤寒阳盛格阴，身冷脉伏，热厥似寒者，误投立毙，宜承气、白虎等汤。**咳逆风寒呕哕**。胃寒。**膈噎**，膈噎多由气血虚，胃冷、胃槁而成。饮可下而食不可下，槁在吸门，喉间之厌会也。食下胃脘痛，须臾吐出，槁在贲门，胃之上口也，此上焦，名噎。食下良久吐出，槁在幽门，胃之下口也，此中焦，名膈。朝食暮吐，槁在阑门，大小肠下口也，此下焦，名反胃。又有痰饮、食积、瘀血壅塞胃口者。如寒痰胃冷，则宜姜、附、参、术；胃槁者，当滋润，宜四物、牛羊乳，血瘀者加韭汁。【当与韭菜、牛乳二条参看论治。】**脾泄**，命火不足。**冷痢寒泻，霍乱转筋**，脾虚寒客中焦为霍乱，寒客下焦肝肾为转筋。热霍乱者禁用。**拘挛风痹，癥瘕积聚**，督脉为病，脊强而厥，**小儿慢惊，痘疮灰白，痈疽不敛，一切沉寒痼冷之症**。《经》曰：阴盛生内寒，阳虚生外寒。**助阳退阴，杀邪辟鬼**。本草未载。**通经堕胎**。凡阴症用姜、附药，宜冷服，热因寒用也。盖阴寒在下，虚阳上浮。治之以寒，则阴益盛；治之以热，则拒格不纳。用热药冷饮，下嗌之后，冷体既消，热性便发，情且不违，而致大益，此反治之妙也。又有寒药热饮治热症者，此寒因热用，义亦相同也。《经》曰：正者正治，反者反治。如用寒治热，用热治寒，此正治也。或以寒治寒，以热治热，此反治也。《经》所谓必伏其所主，而先其所因。盖借寒药、热药为反佐，以作向导也，亦曰从治。王好古曰：用附子以补火，必防涸水。如阴虚之人，久服补阳之药，则虚阳益炽，真阴愈耗，精血日枯，而气无所附丽，遂成不救者多矣。

母为乌头，附生者为附子，连生者为侧子，细长者为天雄，两歧者为乌喙。五物同出异名。

附子以西川彰明赤水产者为最。皮黑体圆，底平八角、重一两以上者良。或云二两者更胜，然难得。**生用发散，熟用峻补**。赵嗣真曰：仲景麻黄附子细辛汤，熟附配麻黄，发中有补；四逆汤生附配干姜，补中有发，其旨微矣。丹溪曰：乌、附行经，仲景八味丸用为少阴向导，后世因以为补药，误矣！附子走而不守，取其健悍走下，以行地黄之滞耳。相习用为风及补药，杀人多矣。**昂按**：附子味甘气热，峻补元阳。阳微欲绝者、回生起死，非此不为功。故仲景四逆、真武、白通诸汤多用之。其有功于生民甚大，况古人日用常方，用之最多，本非禁剂。丹溪乃仅以为行经之药，而云用作补药，多致杀人，言亦过矣。盖丹溪法重滋阴，故每訾阳药，亦其偏也。王节斋曰：气虚用四君子汤，血虚用四物汤，虚甚者俱宜加熟附。盖四君、四物，皆平和宽缓之剂，须得附子健悍之性行之，方能成功。附子热药，本不可轻用，但当病则虽暑热时月，亦可用也。**水浸，面裹煨，令发坼，乘热切片，炒黄，去火毒用。又法，甘草二钱，盐水、姜汁、童便各半盏，煮熟用。【今人用黑豆煮亦佳。】畏人参、黄耆、甘草、防风、犀角、绿豆、童便，反贝母、半夏、栝蒌、白及、白敛。中其毒者，黄连、犀角、甘草煎汤解之，黄土水亦可解。**

乌头功同附子而稍缓。附子性重峻，温脾逐寒；乌头性轻疏，温脾逐风。寒疾宜附子，风疾宜乌头。

乌附尖吐风痰，治癫痫，取其锋锐，直达病所。丹溪治许白云，屡用瓜蒂、栀子、苦参、藜芦等剂，吐之不透。后用附子尖和浆水与之，始得大吐胶痰数桶。

天雄补下焦命门阳虚。寇宗奭、张元素皆云补上焦。丹溪曰可为下部之佐。时珍曰：其尖皆向下生，故下行。然补下乃所以益上也，若上焦阳虚，则属心肺之分，当用参、耆，不当用雄、附矣。治风寒湿痹，为风家主药，发汗又能止阴汗。

侧子散侧旁生，宜于发散四肢，充达皮毛，治手足风湿诸痹。

淫羊藿　补肾命。

辛香、甘，温。入肝肾。补命门，时珍曰：手足阳明、三焦、命门药。益精气，坚筋骨，利小便。治绝阳不兴，绝阴不产，冷风劳气，四肢不仁。手足麻木。

一名仙灵脾。北部有羊，一日百合，食此藿所致，故名。去枝，羊脂拌炒。山药为使。得酒良。

菟丝子　平补三阴。

甘、辛和平。凝正阳之气，入足三阴。脾、肝、肾。强阴益精，温而不燥，不助相火。治五劳七伤，精寒淋沥，口苦燥渴。脾虚肾燥而生内热，菟丝益阴清热。祛风明目，补卫气，助筋脉，益气力，肥健人。补肝肾之效。《老学庵笔记》：予族弟少服菟丝子凡数年，饮食倍常，血气充盛。忽因浴见背肿，随视随长，乃大疽也。适值金银花开，饮至数斤，肿遂消。菟丝过服，尚能作疽，以此知金石药，不可不戒。【昂按：此人或感他毒，未可尽归咎于菟丝也。】

覆盆子　平补肝肾。

甘、酸，微温。益肾脏而固精，补肝虚而明目，起阳痿，缩小便，寇氏曰：服之当覆其溺器，故名。泽肌肤，乌髭发。榨汁涂发不白。女子多孕。同蜜为膏，治肺气虚寒。李士材曰：强肾无燥热之偏，固精无凝涩之害，金玉之品也。

状如覆盆，故名。去蒂，淘净捣饼，用时酒拌蒸。叶绞汁，滴目中，出目弦虫，除肤赤，收湿止泪。

砂仁　即缩砂蔤。宣，行气，调中。

辛、温香窜。补肺益肾，和胃醒脾，快气调中，通行结滞。治腹痛痞胀，痞满，有伤寒下早、里虚邪入而痞者，有食壅痰塞而痞者，有脾虚气弱而痞者。须分虚实治之，不宜专用利气药，恐变为鼓胀。鼓胀，内胀而外有形，痞胀惟觉满闷而已，皆太阴为病也。噎膈呕吐，上气咳嗽，赤白泻痢，湿热积滞，客于大肠，砂仁亦入大小肠经。霍乱转筋，奔豚崩带。祛痰逐冷，消食醒酒，止痛安胎。气行则痛止，气顺则胎安。散咽喉口齿浮热，化铜铁骨鲠。王好古曰：得檀香、豆蔻入肺，得人参、益智入脾，得黄柏、茯苓入肾，得赤石脂入大小肠。《医通》曰：辛能润肾燥，引诸药归宿丹田。地黄用之拌蒸，亦取其能达下也。《经疏》曰：肾虚气不归元，用为向导，殆胜桂、附热药为害。

出岭南，研用。

白豆蔻　宣，行气，暖胃。

辛，热。流行三焦，温暖脾胃，三焦利，脾胃转，诸症自平。而为肺家本药。肺主气。散滞气，消酒积，除寒燥湿，化食宽膨。治脾虚疟疾，感寒腹痛，吐逆反胃，肺胃火盛及气虚者禁用。白睛翳膜，白睛属肺，能散肺滞。太阳经目眦红筋。太阳脉起目眦。

番舶者良。研细用。

肉豆蔻　一名肉果。燥脾，涩肠。

辛温气香。理脾暖胃，下气调中，逐冷祛痰，消食解酒。治积冷心腹胀痛，挟痰、挟食者并宜之。中恶吐沫，小儿吐逆，乳食不下。又能涩大肠，止虚泻冷痢。初起忌用。

出岭南。似草蔻，外有皱纹，内有斑纹。糯米粉裹，煨熟用。忌铁。

草豆蔻　一名草果。燥湿祛痰，除痰截疟。

辛热香散。暖胃健脾，破气开郁，燥湿祛寒，除痰化食。治瘴疠寒疟，佐常山能截疟。或与知母同用，取其一阴一阳，治寒热瘴疟。盖草果治太阴独胜之寒，知母治阳明独胜之火。寒客胃痛，散滞气，利膈痰，因滞因寒者多效。霍乱泻痢，噎膈反胃，痞满吐酸，痰饮积聚。解口臭气、酒毒、鱼肉毒。故食料用之。过剂助脾热，耗气损目。

闽产名草蔻，如龙眼而微长，皮黄白、薄而棱峭，仁如砂仁而辛香气和。滇广所产名草果，如诃子，皮黑厚而棱密，子粗而辛臭。虽是一物，微有不同。面裹煨熟，取仁用。忌铁。

香附　一名莎草根。宣，调气开郁。

性平气香，味辛能散，微苦能降，微甘能和。乃血中气药，通行十二经、八脉气分，主一切气。人身以气为主，气盛则强，虚则衰，顺则平，逆则病，绝则死矣。

《经》曰：怒则气上，恐则气下，喜则气缓，悲则气消，惊则气乱，思则气结，劳则气耗，此七情之气也。【《素问》中仍有寒则气收，热则气泄，名九气。】以香附为君，随症而加升降消补之药。**利三焦，解六郁**，痰郁、火郁、气郁、血郁、湿郁、食郁。**止诸痛**。通则不痛。**治多怒多忧，痰饮痞满，跗肿腹胀，饮食积聚，霍乱吐泻，肾气脚气，痈疽疮疡**，血凝气滞所致。香附一味末服，名独胜丸，治痈疽由郁怒得者。如疮初作，以此代茶，溃后亦宜服之。大凡疮疽喜服香药，行气通血，最忌臭秽不洁触之。故古人治疡，多用五香连翘饮。康祖左乳病痈，又臆间生核，痛楚半载。祷张王梦授以方，姜汁制香附为末，每服二钱，米饮下，遂愈。**吐血便血，崩中带下，月候不调**，气为血配，血因气行。经成块者，气之凝；将行而痛，气之滞；行后作痛，气血俱虚也；色淡亦虚也，色紫，气之热；色黑则热之甚也；错经者，气之乱；肥人痰多而经阻，气不运也。香附阴中快气之药，气顺则血和畅，然须辅以凉血补气之药。丹溪曰：能引血药至气分而生血，此正阳生阴长之义。**胎产百病。能推陈致新**，故诸书皆云益气。行中有补。丹溪曰：天行健运不息，所以生生无穷，即此理耳。时珍曰：凡人病则气滞而馁，香附为气分君药，臣以参、耆，佐以甘草，治虚怯甚速也。

去毛用。生则上行胸膈，外达皮肤；熟则下走肝肾，旁彻腰膝。童便浸炒，则入血分而补虚；盐水浸炒，则入血分而润燥；或蜜水炒。青盐炒，则补肾气；酒浸炒，则行经络；醋浸炒，则消积聚；且敛其散。姜汁炒，则化痰饮；炒黑又能止血。忌铁。时珍曰：得参、术则补气，得归、地则补血，得木香则散滞和中，得檀香则理气醒脾，得沉香则升降诸气，得芎䓖、苍术则总解诸郁，得栀子、黄连则清降火热，得茯神则交济心肾，得茴香、破故纸则引气归元，得厚朴、半夏则决壅消胀，得紫苏、葱白则发汗散邪，得三棱、莪茂则消积磨块，得艾叶则治血气，暖子宫。乃气病之总司，女科之仙药也。大抵妇人多郁，气行则郁解，故服之尤效。非宜于妇人，不宜于男子也。李士材曰：乃治标之剂，惟气实血未大虚者宜之。不然恐损气而燥血，愈致其疾矣。世俗泥于女科仙药之一语，惜未有发明及此者。

木香　宣，行气。

辛、苦而温。三焦气分之药。**能升降诸气，泄肺气，疏肝气，和脾气**。怒则肝气上。肺气调，则金能制木而肝平，木不克土而脾和。**治一切气痛，九种心痛**，痛属胃脘，曰寒痛、热痛、气痛、血痛、湿痛、痰痛、食痛、蛔痛、悸痛。盖君心不易受邪，真心痛者，手足冷过腕节，朝发夕死。**呕逆反胃，霍乱泻痢，后重**，同槟榔用。刘河间曰：痢疾行血则脓血自愈，调气则后重自除。**癃闭，痰壅气结，癥癖癥块，肿毒蛊毒，冲脉为病，气逆里急。杀鬼物，御瘴雾，去腋臭，实大肠，消食安胎**。气逆则胎不安。**过服泄真气**。丹溪曰：味辛气升，若阴火冲上者，反助火邪，当用黄柏、知母，少以木香佐之。王好古曰：《本草》主气劣、气不足，补也；通壅导气，破也；安胎健脾胃，补也；除痰癖癥块，破也，不同如此。汪机曰：与补药为佐则补，与泻药为君则泻。时珍曰：诸气膹郁，皆属于肺。上焦气滞用之者，金郁泄之也。中气不运，皆属于脾，中焦气滞用之者，脾胃喜芳香也。大肠气滞则后重，膀胱气不化则癃秘，肝气郁则为痛，下焦气滞用之者，塞者通之也。

番舶上来，形如枯骨，味苦粘舌者良，名青木香。今所用者，皆广木香、土木香。磨汁用。东垣用黄连制，亦有蒸用，面裹煨用者。煨用实肠止泻。畏火。

藿香　宣，去恶气。

辛、甘，微温。入手足太阴。肺、脾。快气和中，开胃止呕。胃弱、胃热而呕者忌用。去恶气，进饮食。治霍乱吐泻，心腹绞痛，肺虚有寒，上焦壅热。能理脾肺之气。古方有藿香正气散。正气通畅，则邪逆自除。

出交广。方茎有节，叶微似茄叶。古惟用叶，今枝茎亦用之，因叶多伪也。

金银花　泻热，解毒。

甘，寒。入肺。散热解毒，清热即是解毒。补虚，凡味甘者皆补。疗风，养血止渴。丹溪曰：痈疽安后发渴，黄耆六一汤吞忍冬丸切当。忍冬养血，黄耆补气，渴何由作？治痈疽疥癣，杨梅恶疮，肠澼血痢，五种尸疰。

经冬不凋，一名忍冬。又名左缠藤。花叶同功。花香尤佳，酿酒代茶、熬膏并妙。忍冬酒，治痈疽发背一切恶毒，初起便服奇效。干者亦可，惟不及生者力速。忍冬五两，甘草一两，水二碗，煎至一碗，再入酒一碗略煎，分三服，一日一夜吃尽。重者日二剂，服至大小肠通利，则药力到。忍冬丸，照前分两，酒煮晒干，同甘草为末，以所煮余酒打糊为丸。陈藏器云：热毒血痢，浓煎服之。为末，糖调，常服能稀痘。

蒲公英　一名黄花地丁。泻热，解毒。

甘，平。花黄，属土，入太阴、阳明。脾、胃。化热毒，解食毒，消肿核。专治乳痈。乳头属厥阴，乳房属阳明。同忍冬煎，入少酒服，捣敷亦良。疔毒，亦为通淋妙品。诸家不言治淋，试之甚验。擦牙，乌髭发。《瑞竹堂》有还少丹方，取其通肾。东垣曰：苦寒肾经君药。白汁涂恶刺。凡螳螂诸虫，盛夏孕育，游诸物上，必遗精汁，干久则有毒。人手触之成疾，名狐尿刺，燥痛不眠，百疗难效，取汁厚涂即愈，《千金方》极言其功。

叶如莴苣，花如单瓣菊花。四时有花，花罢飞絮。断之茎中有白汁。郑方升曰：一茎两花，高尺许者，掘下数尺，根大如拳，旁有人形拱抱。捣汁酒服，治噎膈如神。

牛蒡子 一名鼠黏子，一名恶实。泻热，解毒。

辛，平。润肺解热，散结除风，利咽膈，理痰嗽，消斑疹，利二便，行十二经，散诸肿疮疡之毒，利腰膝凝滞之气。性冷而滑利，痘症虚寒泄泻者忌服。

实如葡萄核而褐色，酒拌蒸，待有霜，拭去用。根苦寒。竹刀刮净，绞汁，蜜和服，治中风，汗出乃愈。捣和猪脂，贴疮肿及反花疮。肉反出如花状。

白头翁 泻热，凉血。

苦坚肾，寒凉血。入阳明血分，胃，大肠。治热毒血痢，仲景治热痢，有白头翁汤，合黄连、黄柏、秦皮。东垣曰：骨欲坚，急食苦以坚之。痢则下焦虚，故以纯苦之剂坚之。温疟寒热，齿痛骨痛，肾主齿骨，龈属阳明。鼻衄秃疮，瘰疬疝瘕，血痔偏坠。捣敷患处。明目消疣。

有风反静，无风则摇，近根处有白茸。得酒良。

刘寄奴草 泻，破血，止血。

苦温。破血通经，除癥下胀，止金疮血。多服令人吐利。

一茎直上，叶尖长糙涩，花白蕊黄，如小菊花，有白絮如苦荬絮，子细长，亦似苦荬子。茎、叶、花、子皆可用。刘裕，小字寄奴。微时曾射一蛇。明日，见童子林中捣药，问之，答曰：吾王为刘寄奴所伤，合药敷之。裕曰：王何不杀？童曰：寄奴，王者，不可杀也。叱之不见，乃收药回。每遇金疮，敷之立愈。

决明子 泻肝，明目。

甘、苦、咸，平。入肝经，除风热。治一切目疾，故有决明之名。又曰益肾精。瞳子神光属肾。《日华》曰：明目甚于黑豆，作枕治头风。

状如马蹄，俗呼马蹄决明。捣碎煎。恶大麻仁。

木部

茯苓 补心脾，通，行水。

甘、温益脾助阳，淡渗利窍除湿。色白入肺泻热，而下通膀胱。能通心气于肾，使热从小便出，然必其上行入肺，能清化源，而后能下降利水也。宁心益气，调营理卫，定魄安魂。营主血，卫主气，肺藏魄，肝藏魂。治忧恚惊悸，心肝不足。心下结痛，寒热烦满，口焦舌干，口为脾窍，舌为心苗。火下降则热除。咳逆肺火呕哕胃火，膈中痰水，脾虚。水肿淋沥，泄泻渗湿遗精。益心肾。若虚寒遗溺泄精者，又当用温热之剂峻补其下。忌用茯苓淡渗之药。小便结者能通，多者能止。湿除则便自止。生津止渴，湿热去则津生。退热安胎。

松根灵气结成，以大块坚白者良。去皮，乳拌蒸。【多拌良。】

白者入肺、膀胱气分，赤者入心、小肠气分。时珍曰：白入气，赤入血。补心脾白胜，利湿热赤胜。恶白敛，畏地榆、秦艽、龟甲、雄黄，忌醋。

皮，专能行水，治水肿肤胀。以皮行皮之义，五皮散用之。凡肿而烦渴，便秘溺赤，属阳水，宜五皮散、疏凿饮；不烦渴，大便溏，小便数，不赤涩，属阴水，宜实脾饮、流气饮。腰以上肿宜汗，腰以下肿宜利小便。

茯神 补心。

主治略同茯苓，但茯苓入脾、肾之用多，茯神入心之用多。开心益智，安魂养神。疗风眩心虚，健忘多恚。

即茯苓抱根生者。昂按：以其抱心，故能补心也。去皮及中木用。

茯神心木，名黄松节。疗诸筋挛缩，偏风㖞邪，心掣健忘。心木一两，乳香一钱，石器炒研，名松节散。每服二钱，木瓜汤下，治一切筋挛疼痛。乳香能伸筋，木瓜能舒筋也。

肉桂 大燥，补肾命火。

辛、甘，大热，气厚纯阳。入肝肾血分。平肝、补肾。补命门相火之不足。两肾中间，先天祖气，乃真火也。人非此火，不能有生，无此真阳之火，则无以蒸糟粕而化精微，脾胃衰败，气尽而亡矣。益阳消阴。治痼冷沉寒，能发汗疏通血脉，倡导百药。辛则善散，热则通行。去营卫风寒，表虚自汗，阳虚。腹中冷痛，咳逆结气。咳逆亦由气不归元，桂能引火，归宿丹田。木得桂而枯。削桂钉木根，其木即死。又能抑肝风而扶脾土。肝木盛则克土，辛散肝风，甘益脾土。从治目赤肿痛，以热攻热，名曰从治。及脾虚恶食，命火不足。湿盛泄泻。土为木克，不能防水。古行水方中，亦多用桂，如五苓散、滋肾丸之类。补劳明目，通经堕胎。辛热能动血故也。

出岭南桂州者良。州因桂名。色紫肉厚，味辛甘者，为肉桂。入肝、肾、命门。去粗皮用。其毒在皮。去里外皮，当中心者，为桂心。入心。枝上嫩皮，为桂枝。入肺、膀胱及手足。得人参、甘草、麦冬良，忌生葱、石脂。《本草》有菌桂、筒桂、牡桂、板桂之殊。今用者亦罕分别，惟以肉厚气香者良。

桂枝 轻，解肌，调营卫。

辛、甘而温，气薄升浮。入太阴肺、太阳膀胱经。温经通脉，发汗解肌。

能利肺气。《经》曰：辛甘发散为阳。**治伤风头痛，无汗能发。中风自汗。有汗能止。**中，犹伤也，古文通用。自汗属阳虚。桂枝为君，芍药、甘草为佐，加姜、枣名桂枝汤，能和营实表。**调和营卫，使邪从汗出，而汗自止。亦治手足痛风、胁风。**痛风有风痰、风湿、湿痰、瘀血、气虚、血虚之异。桂枝用作引经。胁风属肝，桂能平肝。东垣曰：桂枝横行手臂，以其为枝也。又曰：气薄则发泄，桂枝上行而解表；气厚则发热，肉桂下行而补肾。王好古曰：或问桂枝止烦出汗，仲景治伤寒发汗，数处皆用桂枝汤。又曰无汗不得用桂枝，汗多者桂枝甘草汤，此又能闭汗也。二义相通否乎？曰：仲景云太阳病发热汗出者，此为营弱卫强。阴虚，阳必凑之，故以桂枝发其汗，此乃调其营气，则卫气自和，风邪无所容，遂自汗而解。非若麻黄能开腠理，发出其汗也。汗多用桂枝者，以之调和营卫，则邪从汗出，而汗自止，非桂枝能闭汗孔也。亦惟有汗者宜之。若伤寒无汗，则当以发汗为主，而不独调其营卫矣！故曰无汗不得服桂枝，有汗不得服麻黄也。《伤寒例》曰：桂枝下咽，阳盛则毙；承气入胃，阴盛则亡。

枸杞子 平补而润。

甘，平。《本草》苦，寒。**润肺清肝，滋肾益气，生精助阳，补虚劳，强筋骨。**肝主筋，肾主骨。**去风明目。**目为肝窍，瞳子属肾。**利大小肠。治嗌干消渴。**昂**按**：古谚有云："出家千里，勿食枸杞。"其色赤属火，能补精壮阳。然气味甘寒而性润，仍是补水之药，所以能滋肾益肝明目而治消渴也。

南方树高数尺，北方并是大树。以甘州所产、红润少核者良。酒浸捣用。根名地骨皮。见下。叶名天精草，苦、甘而凉。清上焦心肺客热，代茶止消渴。时珍曰：皆三焦气分之药。

地骨皮 泻热凉血，补正气。

甘淡而寒。**降肺中伏火，泻肝肾虚热，能凉血而补正气。故内治五内邪热，**热淫于内，治以甘寒。地骨一斤，生地五斤，酒煮服，治带下。**吐血尿血，**捣鲜汁服。**咳嗽消渴。**清肺。**外治肌热虚汗，上除头风痛，**能除风者，肝、肾同治也。肝有热则自生风，与外感之风不同，热退则风自息。**中平胸胁痛，**清肝。**下利大小肠。疗在表无定之风邪，传尸、有汗之骨蒸。**李东垣曰：地为阴，骨为里，皮为表。地骨皮泻肾火，牡丹皮泻包络火，总治热在外、无汗而骨蒸；知母泻肾火，治热在内、有汗而骨蒸。四物汤加二皮，治妇人骨蒸。朱二允曰：能退内潮，人所知也；能退外潮，人实不知。病或风寒，散而未尽，作潮往来，非柴、葛所能治，用地骨皮走表又走里之药，消其浮游之邪，服之未有不愈者。特表明之。时珍曰：枸杞、地骨，甘寒平补，使精气充足，则邪火自退。世人多用苦寒，以芩、连降上焦，知、柏降下焦，致伤元气，惜哉！予尝以青蒿佐地骨退热，累有殊功。

甘草水浸一宿用。肠滑者，忌枸杞子。中寒者，忌地骨皮。捣鲜者同鲜小蓟煎浓汁，浸下疳甚效。

山茱萸　补肝肾，涩精气。

辛，温，酸涩。补肾温肝。入二经气分。固精秘气，强阴助阳，安五脏，通九窍。《圣济》云：如何涩剂以通九窍？《经疏》云：精气充则九窍通利。**昂按**：山茱通九窍，古今疑之。得《经疏》一言，而意旨豁然。始叹前人识见深远，不易测识，多有如此类者。即《经疏》一语而扩充之，实可发医人之慧悟也。暖腰膝，缩小便。治风寒湿痹，温肝故能逐风。鼻塞目黄，肝虚邪客，则目黄。耳鸣耳聋，肾虚则耳鸣耳聋，皆固精通窍之功。王好古曰：滑则气脱，涩剂所以收之。仲景八味丸用之为君，其性味可知矣。**昂按**：《别录》、甄权皆云能发汗，恐属误文。酸剂敛涩，何以反发？仲景亦安取发汗之药以为君乎？李士材曰：酸属东方，而功多在北方者，乙癸同源也。【肝为乙木，肾为癸水。】

去核用，核能滑精。恶桔梗、防风、防己。

酸枣仁　补而润，敛汗，宁心。

甘、酸而润。凡仁皆润。专补肝胆。炒熟酸温而香，亦能醒脾，故归脾汤用之。助阴气，坚筋骨，除烦止渴，敛阴生津。敛汗，《经疏》曰：凡服固表药而汗不止者，用枣仁炒研，同生地、白芍、五味、麦冬、竹叶、龙眼肉，煎服多效。汗为心液故也。宁心。心君易动，皆由胆怯所致。《经》曰：凡十一官皆取决于胆也。疗胆虚不眠，温胆汤中或加用之。肝虚则胆也虚，肝不藏魂，故不寐。血不归脾，卧亦不安。《金匮》治虚劳虚烦不眠，用酸枣仁汤：枣仁二升，甘草一两炙，知母、茯苓、芎䓖各二两。深师加生姜二两，此补肝之剂。《经》曰：卧则血归于肝。苏颂曰：一方加桂一两，二方枣仁并生用，治不得眠。岂得以煮过便为熟乎。酸痹久泻。酸收涩，香舒脾。

生用酸平，疗胆热好眠。时珍曰：今人专以为心家药，殊昧此理。**昂按**：胆热必有心烦口苦之症，何以反能好眠乎？温胆汤治不眠，用二陈加竹茹、枳实，二味皆凉药，乃以凉肺胃之热，非以温胆经之寒也。其以温胆名汤者，以胆欲不寒不燥，当温为候耳。胆热好眠四字，不能无疑也。

炒，研用。恶防己。

杜仲　补腰膝。

甘、温能补，微辛能润。色紫入肝经气分。润肝燥，补肝虚。子能令母实，故兼补肾。肝充则筋健，肾充则骨强，能使筋骨相著。皮中有丝，有筋骨相着之象。治腰膝酸痛，《经》曰：腰者肾之府，转移不能，肾将惫矣；膝者筋之府，屈伸不能，筋将惫矣。一少年新娶，得脚软病，且痛甚，作脚气治，不效。孙琳曰：此肾虚也。用杜仲一两，半酒半水煎服，六日全愈。按：腰痛不已者，属肾虚；痛有定处，属死血；往来走痛，属痰；腰冷身重、遇寒即发，属寒湿；或痛或止，属湿热，而其原多本于肾虚，以腰者肾之府也。阴下湿痒，小便余沥，胎漏、怀孕沥血。胎坠。惯坠胎者，受孕一两月，用杜仲八两，糯米煎汤浸透，炒断丝，续断二两，酒浸，山药六两，为糊丸，或枣肉为丸，米饮下。二药大补肾气，托住胎元，则胎不坠。

出汉中。厚润者良。去粗皮剉，或酥炙、酒炙、蜜炙，盐酒炒、姜汁炒，断丝用。恶黑参。

桑白皮　泻肺，行水。"十剂"作燥，以其行水也。

甘辛而寒。泻肺火。罗谦甫曰：是泻肺中火邪，非泻肺气也。火与元气不两立，火去则气得安矣，故《本经》又云益气。东垣曰：甘固元气之不足而补虚，辛泻肺气之有余而止嗽。然性不纯良，不宜多用。钱乙泻白散：桑皮、地骨各一两，甘草五钱，每服二钱，入粳米百粒煎。时珍曰：桑皮、地骨，皆能泻火从小便出，甘草泻火缓中，粳米清肺养血，乃泻肺诸方之准绳也。一妇鼻久不闻香臭，后因他疾，缪仲醇为处方，每服桑皮至七八钱，服久而鼻塞忽通。利二便，散瘀血，下气行水，止嗽清痰。《发明》曰：肺中有水，则生痰而作嗽，除水气正所以泻火邪，实则泻其子也。火退气宁，则补益在其中矣。"十剂"曰：燥可去湿，桑白皮、赤小豆之类是也。治肺热喘满，唾血热渴，水肿胪胀。肺气虚及风寒作嗽者慎用。为线可缝金疮。

刮去外皮，取白用。如恐其泻气，用蜜炙之。续断，桂心为使。忌铁。

桑乃箕星之精。其木利关节，养津液，行水，《录验方》：枝皮细剉，酿酒服良。祛风。桑枝一升，细剉炒香，水三升，煮至二升，一日服尽，名桑枝煎。治风气脚气口渴。其火拔引毒气，祛风寒湿痹。凡痈疽不起，瘀肉不腐，瘰疬、流注、臁顽恶疮不愈，用桑木片扎成小把，燃火，吹息，灸患处。内服补托药良。煎补药，熬诸膏，宜用桑柴，内亦宜桑枝搅。

桑椹　甘，凉。色黑入肾而补水。利五脏关节，安魂镇神，聪耳明目，生津止渴，炼膏，治服金石药热渴。利水消肿，解酒乌髭。日干为末，蜜丸良。取极熟者，滤汁熬膏，入蜜炼稠，点汤和酒并妙。入烧酒经年愈佳。每日汤点服，亦治瘰疬，名文武膏。以椹名文武实也。

桑叶　甘，寒。手足阳明之药。大肠、胃。凉血，刀斧伤者，为末干贴之妙。燥湿，去风明目。采经霜者，煎汤洗眼，去风泪。洗手足，去风痹。桑叶、黑芝麻等分，蜜丸，名扶桑丸，除湿去风，乌须明目。以五月五日、六月六日、立冬日，采者佳。一老人年八十四，夜能细书，询之，云得一奇方，每年九月二十三日，桑叶洗目一次，永绝昏暗。末服止盗汗。严州有僧，每就枕，汗出遍身，比旦，衣被皆透，二十年不能疗。监寺教采带露桑叶，焙干为末，空心米饮下二钱，数日而愈。**代茶止消渴**。

桑寄生　补筋骨，散风湿。

苦坚肾，助筋骨而固齿、长发；齿者骨之余，发者血之余。甘益血，主崩漏而下乳、安胎。三症皆由血虚。外科散疮疡，追风湿。

他树多寄生，以桑上采者为真，杂树恐反有害。茎、叶并用。忌火。

栀子　泻心肺三焦之火。

苦，寒。轻飘象肺，色赤入心，泻心肺之邪热，使之屈曲下行，从小便出，海藏曰：或用为利小便药，非利小便，乃肺清则化行，而膀胱津液之腑，得此气化而出也。而三焦之郁火以解，**热厥**厥有寒热二症**心痛以平**，丹溪曰：治心痛当分新久。若初起因寒因食，宜当温散。久则郁而成热，若用温剂，不助痛添病乎？古方多用栀子为君，热药为之向导，则邪易伏。此病虽日久，不食不死，若痛止恣食，病必再作也。**吐衄、血淋、血痢之病以息**。最清胃脘之血。炒黑末服，吹鼻治衄。《本草汇》曰：治实火之血，顺气为先，气行则血自归经；治虚火之血，养正为先，气壮则自能摄血。丹溪曰：治血不可单行、单止，亦不可纯用寒药。【气逆为火，顺气即是降火。】**治心烦懊憹不眠**，仲景用栀子豉汤。王好古曰：烦者气也，躁者血也，故用栀子治肺烦，香豉治肾躁。亦用作吐药，以邪在上焦，吐之邪散，《经》所谓其高者因而越之也。按：栀豉汤吐虚烦客热，瓜蒂散吐痰食宿寒。**五黄**、古方多用栀子、茵陈。**五淋，亡血津枯，口渴目赤，紫癜白癞，疱皶疮疡**。皮腠，肺所主故也。

生用泻火，炒黑止血，姜汁炒止烦呕。内热用仁，表热用皮。

猪苓　通，行水。

苦泄滞，淡利窍，甘助阳。入膀胱、肾经。升而能降，开腠发汗，利便行水，与茯苓同而不补。**治伤寒温疫大热**，《经疏》曰：大热利小便，亦分消之意。**懊憹消渴，肿胀淋浊，泻痢疟疟**。疟多由暑，暑必兼湿。《经》曰：夏伤于暑，秋必痎疟。**然耗津液，多服损肾昏目**。肾水不足则目昏。仲景五苓散：猪苓、茯苓、泽泻、白术、桂，为治水之总剂。**昂按**：《经》曰：膀胱者，州都之官，津液藏焉，气化则能出矣。用肉桂辛热引入膀胱，所以化其气也。除桂名四苓散。《资生经》曰：五苓散能生津液，亦通大便。曾世荣治惊风，亦用五苓散，曰茯苓安心神，泽泻导小便，小肠利而心气平；木得桂而枯，能抑肝而风自止。可谓善用五苓者矣。

多生枫树下，块如猪屎故名。马屎曰通，猪屎曰苓。苓即屎也，古字通用。肉白而实者良。去皮用。

本草备要（节选）

黄柏　泻相火，补肾水。

苦，寒，微辛，沉阴下降。泻膀胱相火。足太阳引经药。补肾水不足。坚肾润燥。《发明》曰：非真能补也。肾苦燥，急食辛以润之；肾欲坚，急食苦以坚之也。相火退而肾固，则无狂荡之患矣。按：肾本属水，虚则热矣；心本属火，虚则寒矣。除湿清热。疗下焦虚，骨蒸劳热，阴虚生内热。诸痿瘫痪，热胜则伤血。血不荣筋，则㽲【㽲，音软。】短而为拘；湿胜则伤筋，筋不束骨，则弛长而为痿。合苍术名二妙散，清热利湿，为治痿要药。或兼气虚、血虚、脾虚、肾虚、湿痰、死血之不一，当随症加治。目赤耳鸣，肾火。消渴便闭，黄疸水肿，王善夫病便闭，腹坚如石，腿裂出水，饮食不下。治满、利小便药，遍服不效。东垣曰：此奉养太过，膏粱积热，损伤肾水，致膀胱干涸，小便不化，火又逆上，而为呕哕。《难经》所谓关则不得小便，格则吐逆者。《内经》所谓无阴则阳无以化也。遂处以北方大苦寒之剂，黄柏、知母各一两，酒洗焙研，桂一钱为引，名滋肾丸，每服二百丸。少焉，前阴如刀刺火烧，溺出床下成流，肿胀遂消。水泻热痢，痔血肠风，漏下赤白，皆湿热为病。诸疮痛痒，头疮，研末敷之。口疮，蜜炒，研，含。凡口疮用凉药不效者，乃中气不足，虚火上炎。宜用反治之法。参、术、甘草补上之虚，干姜散火之标，甚者加附子，或噙官桂，引火归元。杀虫安蛔。久服伤胃，尺脉弱者禁用。若虚火上炎，服此苦寒之剂，有寒中之变。时珍曰：知母佐黄柏，滋阴降火，有金水相生之义。古云黄柏无知母，犹水母之无虾也。【水母以虾为目。】盖黄柏能制命门、膀胱阴中之火，知母能清肺金，滋肾水之化源。丹溪曰：君火者，人火也，心火也，可以水灭，可以直折，黄连之属，可以制之。相火者，天火也，龙雷之火也，阴火也，不可以水湿制之，当从其性而伏之，惟黄柏之属，可以降之。按：火有虚火、实火、燥火、湿火、郁火、相火之异。虚火宜补，实火宜泻，燥火宜滋润，郁火宜升发。湿火由湿郁为热，多病胕肿，《经》所谓"诸腹胀大，皆属于热；诸病胕肿，皆属于火"是也。宜利湿清热而兼补脾。相火寄于肝肾，乃龙雷之火，非苦寒所能胜，宜滋阴养血，壮水之主，以制阳光。又按：诸病之中，火症为多。有本经自病者，如忿怒生肝火，焦思生心火之类是也；有子母相克者，如心火克肺金，肺火克肝木，肝火克脾土之类是也。有脏腑相移者，如肺火咳嗽，久则移热于大肠而泄泻；心火烦焦，久则移热于小肠，而为淋閟之类是也。又有别经相移者，有数经合病者，当从其重者而治之。

川产、肉厚、色深者良。生用降实火，蜜炙则不伤胃。炒黑能止崩带。酒制治上，蜜制治中，盐制治下。炙末乳调，能涂冻疮。

枳实、枳壳　泻，破气行痰。

苦、酸，微寒。其功皆能破气。气行则痰行喘止，痞胀消，脾无积血；心下不痞；浊气在上，则生䐜胀。东垣曰：枳实治下而主血，枳壳治上而主气。痛刺息，后重除。治胸痹结胸，食积五膈，痰癖癥结，呕逆咳嗽，水肿胁胀，肝郁。泻痢淋闭，痔肿肠风。除风去痹，辛散风。开胃健脾。所主略同，但枳实利胸膈，枳壳宽肠胃；枳实力猛，大小承气汤皆用之。丹溪曰：枳实泻痰，能冲墙倒壁。枳壳力缓为少异。孕妇及气虚人忌用。按：《本草》壳、实皆云明目，思之不得其解。然目疾方中多用之，岂以其破浊气即能升清气乎？《本经》又言枳实益气，想亦同此理也。故厚朴条中，亦有益气明目之文。王好古曰：枳实佐以参、术、干姜则益气，佐以硝、黄、牵牛则破气，此《本经》所以言益气而复言消痞也。张元素曰：枳壳泄肺、走大肠，多用损胸中至高之气。昔湖阳公主难产，方士进瘦胎散，用枳壳四两，甘草二两，五月后日服一钱。洁古改以枳、术，名束胎丸。寇宗奭明其不然。盖孕妇全赖血气以养胎，血气充实，胎乃易生。彼公主奉养太过，气实有余，故可服之，若概施则误矣。时珍曰：八九月胎，气盛壅滞，用枳壳、苏梗以顺气。胎前无滞，则产后无虚也。气弱者，大非所宜矣。

皮厚而小为枳实，壳薄虚大为枳壳。陈者良。麸炒用。时珍曰：壳、实上世未分，魏晋始分用。洁古、东垣，始分壳治上，实治下。海藏始分壳主气，实主血。然仲景治上焦胸痹、痞满用枳实，诸方治下血、痢、痔、肠秘后重用枳壳，则实不独治下，而壳不独治高也。盖自飞门至魄门，皆肺主之。三焦相通，一气而已。【飞门，口也。魄门，即肛门。】

厚朴　　泻，下气，散满。

苦降能泻实满，辛温能散湿满。王好古曰：《别录》言厚朴温中益气，消痰下气。果泄气乎？益气乎？盖与枳实、大黄同用，则泻实满，所谓消痰下气是也；与橘皮、苍术同用，则除湿满，所谓温中益气是也。与解利药同用，则治伤寒头痛；与泻利药同用，则厚肠胃。大抵味苦性温，用苦则泻，用温则补也。【同大黄、枳实，即承气汤。同橘皮、苍术，即平胃散。】按：胀满症多不同，清、补贵得其宜。气虚宜补气，血虚宜补血，食积宜消导，瘀滞宜行痰，挟热宜清热，湿盛宜利湿，寒郁者散寒，怒郁者行气，蓄血者消瘀，不宜专用行散药。亦有服参、耆而胀反甚者，以挟食、挟血、挟热、挟寒，不可概作脾虚气弱治也。入足太阴、阳明脾、胃，平胃调中，佐苍术为平胃散，平湿土之太过，以致于中和。消痰化食，厚肠胃，行结水，破宿血，杀脏虫。治反胃呕逆，喘咳泻痢，冷痛霍乱。误服脱人元气，孕妇忌之。

榛树皮也。肉厚、紫润者良。去粗皮，姜汁炙，或醋炒用。干姜为使，恶泽泻、硝石。忌豆，犯之动气。

大腹皮　　泻，下气；通，行水。

辛泄肺，温和脾。下气行水，通大小肠。治水肿脚气，痞胀痰膈，瘴疟霍乱。气虚者忌用。

子似槟榔，腹大形扁。故与槟榔同功。取皮，酒洗，黑豆汤再洗，煨用。鸩鸟多栖其树，故宜洗净。

辛夷 即木笔花。宣，散上焦风热。

辛、温轻浮。入肺胃气分。能助胃中清阳上行，通于头脑。温中解肌，通九窍，利关节。主治鼻渊鼻塞，肺主鼻。胆移热于脑，则鼻多浊涕而渊，风寒客于脑则鼻塞。《经》曰：脑渗为涕。王冰曰：胆液不澄，则为浊涕。如泉不已，故曰鼻渊。及头痛面鼾，音旱，黑斑。可作面脂。目眩齿痛，九窍风热之病。然性走窜，气虚火盛者忌服。时珍曰：肺开窍于鼻，阳明胃脉环鼻上行。脑为元神之府，鼻为命门之窍。人之中气不足，清阳不升，则头为之倾，九窍为之不利。吾乡金正希先生尝语余曰：人之记性，皆在脑中。小儿善忘者，脑未满也；老人健忘者，脑渐空也。凡人外见一物，必有一形影留于脑中。昂按：今人每记忆往事，必闭目上瞪而思索之，此即凝神于脑之意也。不经先生道破，人皆习焉而不察矣。李时珍云：脑为元神之府，其于此义，殆有暗符欤？

去外皮毛。毛射肺，令人咳。微炒用。芎䓖为使。恶石脂，畏黄耆、菖蒲、石膏。

乌药 宣，顺气。

辛温香窜，上入脾肺，下通肾经，能疏胸腹邪逆之气。一切病之属气者皆可治。气顺则风散，故用以治中气、中风，厥逆、痰壅、口噤、脉伏，身温为中风，身冷为中气。又有痰为中风，无痰为中气。《局方》治此，亦用乌药顺气散。许学士云：暴怒伤阴，暴喜伤阳，忧愁不已，气多厥逆，往往得中气之症，不可作中风治。及膀胱冷气，小便频数，反胃吐食，宿食不消，泻痢霍乱。女人血凝气滞，小儿蛔蛔，外如疮疖疥疬，皆成于血逆，理气亦可治之。疗猫、犬百病。气虚、气热者禁用。时珍曰：四磨汤治七情郁结上气喘急者，降中兼收，泻中兼补也。方用人参、乌药、沉香、槟榔，各浓磨汁七分合煎。缩泉丸，用同益智，等分为丸，治虚寒便数者，取其通阳明、少阴也。

根有车毂纹、形如连珠者良。酒浸一宿用。亦有煨研用者。

皂角 宣，通窍，搜风。

辛咸性燥，气浮而散。入肺、大肠经。金胜木，燥胜风，故兼入肝。搜风泄热，吹之导之，则通上下关窍而涌吐痰涎，搐鼻立作喷嚏。治中风口噤，胸痹喉痹。凡中风不省人事，口噤不能进药。急提头发，手掐人中，用皂角末或半夏末吹入鼻中，有嚏者生，无嚏者肺气已绝，死。或用稀涎散吐之，皂角末一两，白矾五钱，每用一钱，温水调灌。或加藜芦、少麝，鹅翎探喉，令微吐稀涎，再用药治。年老、气虚人忌用。

服之则除湿去垢，最去油腻，刮人肠胃。消痰破坚，取中段，汤泡服，治老人风秘。杀虫下胎。治风湿风癞，痰喘肿满，坚癥囊结。厥阴肝脉络阴器。寒客肝经，则为囊结。涂之则散肿消毒，煎膏贴一切痹痛。合苍术焚之，辟瘟疫湿气。

一种小如猪牙，一种长而枯燥，一种肥厚多脂。多脂者良。去粗皮、子弦，或蜜炙、酥炙，绞汁烧灰用。柏实为使，恶麦冬，畏人参、苦参。性能消铁，不结荚者，凿树一孔，入铁封之，则结荚矣。锤碾见之，久则成孔，故此木不能烧矕。

皂角刺 辛，温。搜风杀虫，功同皂荚。但其锋锐，能直达患处，溃散痈疽。治痈毒妒乳，风疠恶疮，【疠，同癞。】疠乃营气热胕，风寒客于脉而不去。《经》曰：脉风成为疠。脉与营皆血也。蒸晒为末，大黄汤调下。胎衣不下。痈疽已溃者禁用，孕妇忌之。

皂角子 通大便燥结。煅存性用。汪机曰：其性得湿则滑。李时珍曰：亦辛以润之之义，非得湿则滑也。

吴茱萸 燥，去风寒湿，宣，下气开郁。

辛、苦，大热，有小毒。入足太阴血分，脾。少阴、厥阴肾、肝。气分。其气燥，故专入肝而旁及脾、肾。润肝燥脾，温中下气，除湿解郁，去痰杀虫，开腠理，逐风寒。治厥阴头痛，仲景用吴茱萸汤。阴毒腹痛，痛在少腹。呕逆吞酸，俗名醋心。亦有吐酸者，宜降火清痰，用吴茱作向导。蔡中丞苦痰饮，率十日一发，头痛背寒，呕酸不食。得一方，茯苓、吴黄汤泡七次，等分，蜜丸，名吴仙丹。前后痰方无及此者。痞满噎膈，胃冷。食积泻痢，血痹阴疝，痔疾肠风，脚气水肿，口舌生疮，为末，醋调贴足心，移夜便愈，能引热下行。冲脉为病，气逆里急。宜此主之。性虽热，而能引热下行，段成式言：椒性善下，吴萸性上，似不尽然。寇宗奭曰：此物下气甚速。东垣曰：浊阴不降，厥气上逆，膈塞胀满，非吴黄不可治也。**昂按**：吴黄辛热，故性上。气味俱厚，故善降。利大肠壅气，故治肠风痔痢。下产后余血。故产后必用之。然走气动火，昏目发疮，血虚有火者禁用。

陈者良。泡去苦烈汁用。须泡数次。止呕，黄连水炒。治疝，盐水炒。治血，醋炒。恶丹参、硝石。

丁香 燥，暖胃，补肾。

辛，温，纯阳。泄肺温胃，大能疗肾，壮阳事，暖阴户。治胃冷壅胀，呕哕呃忒，【按：方书无呃字，或作咳逆，或作哕气。】丹溪曰：人之阴气，依胃为养。土伤则木挟相火，直冲清道而上作咳逆。古人以为胃寒，用丁香、柿蒂，不能清痰利气，惟助火而已。按：呃逆有痰阻、气滞、食塞，不得升降者；有火郁下焦者；有伤寒汗吐下后，中气大虚者；有阳明内热失下者；有痢疾大下，胃虚而阴火上冲者。时珍曰：当视虚实阴阳，或泄热，或降气，或温或补，或吐或下可也。古方单用柿蒂，取其苦温降气。《济生》加丁香、生姜，取其开郁散痰。盖从治之法，亦尝有收效者矣。朱氏但执以寒治热，矫枉之过矣。**疝癖奔豚，腹痛口臭**，丹溪曰：脾有郁火，溢入肺中，浊气上行，发为口气。治以丁香，是扬汤止沸耳。惟香薷甚捷。**脑疳齿䘌，痘疮胃虚、灰白不发。热症忌用。**

有雌雄二种。雌即鸡舌香，力大。若用雄，去丁盖乳子。畏郁金、火。

乳香 一名熏陆香。宣，活血，伸筋。

香窜入心，苦温补肾，辛温通十二经。**能去风伸筋**，筋不伸者，敷药加用。**活血调气，托里护心**，香彻疮孔，能使毒气外出，不致内攻。**生肌止痛**。治心腹诸痛，口噤耳聋，痈疽疮肿，产难折伤。皆取其活血止痛。**亦治癫狂**。以能去风散瘀。《灵苑》辰砂散：辰砂一两，乳香、枣仁各五钱，酒下，恣饮沉醉，听睡一二日勿动，惊醒则不可治。《本事》加人参一两，名宁志膏。

出诸番。如乳头明透者良。市人多以枫香伪之。性黏难研，水飞过，用钵坐热水中研之，或用灯心同研则易细。

没药 宣，散瘀、定痛。

苦平，《经疏》云：应兼辛。入十二经。**散结气，通滞血，消肿定痛生肌**，寇宗奭曰：血滞则气壅，气壅则经络满急，故肿且痛。**补心胆虚，肝血不足**。推陈致新，能生好血。**治金疮杖疮**，血肉受伤，故瘀而发热作痛。**恶疮痔漏，翳晕目赤**，肝经血热。**产后血气痛，破癥堕胎**。乳香活血，没药散血，皆能消肿止痛生肌，故每兼用。疮疽已溃者忌用，脓多者勿敷。

出诸南番。色赤、类于琥珀者良。治同乳香。

冰片 一名龙脑香。宣，通窍，散火。

辛，温，香窜，善走能散。先入肺，传于心脾而透骨，**通诸窍，散郁火**。治惊痫痰迷，东垣曰：风病在骨髓者宜之。若在血脉肌肉，反能引风入骨，如油入面。**目赤肤翳**，乳调，日点数次。王节斋曰：冰片大辛热，用之点眼，取其拔出火邪。盖火郁发之，从治法也。世人误以为寒，而常用之，遂致积热害目，故云眼不点不瞎者，此也。**耳聋鼻瘜**，鼻中瘜肉，点之自入，皆通窍之功。**喉痹舌出**，散火。**骨痛齿痛**，治骨。**痘陷**，猪心血作引，酒或紫草汤服，引入心经能发之。**产难，三虫五痔**。王纶曰：世人误以为寒，不知辛散性甚，似乎凉耳。诸香皆属阳，岂有香之至者而反寒乎？昂幼时曾问家叔建侯公云：姜性何如？叔曰：体热而用凉。盖味辛者多热，然辛热必借辛以散之，风热散则凉矣。此即本草所云冰片性寒之义，向未有发明者，附记于此。

出南番，云是老杉脂。以白如冰、作梅花片者良。以杉木炭养之则不耗。今人多以樟脑升打乱之。

巴豆　大燥，大泻。

辛，热，有大毒。生猛而熟少缓。可升可降，能止能行，开窍宣滞，去脏腑沉寒，为斩关夺门之将。破痰癖血瘕，气痞食积，生冷硬物所伤，大腹水肿，泻痢惊痫，口㖞耳聋，牙痛喉痹。缠喉急痹，缓治则死。用解毒丸：雄黄一两，郁金一钱，巴豆十四粒，去皮油为丸，每服五分，津咽下。雄黄破结气，郁金散恶血，巴豆下稠涎，然系厉剂，不可轻用。或用纸捻蘸巴豆油，燃火刺喉；或捣巴豆、绵裹，随左右纳鼻中，吐出恶涎紫血即宽。鼻虽少生疮，无碍。其毒性又能解毒、杀虫，疗疮疡、蛇蝎诸毒。峻用大可劫病，微用亦可和中。通经烂胎。巴豆禀火烈之气，烂人肌肉。试以少许擦皮肤，即发一泡，况肠胃耶？不可轻用。王好古曰：去心、皮膜、油，生用，为急治水谷道路之剂；炒去烟令紫黑用，为缓治消坚磨积之剂。可以通肠，可以止泻，世所不知也。时珍曰：一妇年六十余，溏泻五载，犯生冷油腻肉食即作痛，服升、涩药，泻反甚，脉沉而滑。此乃脾胃久伤，积冷凝滞，法当以热下之。用蜡匮巴豆丸五十粒，服二日，不利而愈。自是每用治泻痢，愈者近百人。

一名刚子。雷敩曰：紧小色黄者为巴，三棱色黑者为豆，小而两头尖者为刚子。刚子杀人。时珍曰：此说殊乖。盖紧小者为雌，有棱及两头尖者是雄，雄者更峻耳。用之得宜，皆有功力。不去膜则伤胃，不去心则作呕。【藏器法：连白膜服。】或用壳、用仁、用油，生用、炒用、醋煮烧存性用。研去油，名巴豆霜。芫花为使，畏大黄、黄连、凉水。中其毒者，以此解之，或黑豆、绿豆汁亦佳。得火良。

油　作纸捻燃火，吹息，或熏鼻，或刺喉，能出恶涎恶血。治中风中恶，痰厥气厥，喉痹不通，一切急病。大黄、巴豆，同为峻下之剂。但大黄性寒，腑病多热者宜之。巴豆性热，脏病多寒者宜之。故仲景治伤寒传里多热者，多用大黄；东垣治五积属脏者，多用巴豆。与大黄同服，反不泻人。

竹沥　泻火，滑痰，润燥。

甘寒而滑。消风降火，润燥行痰，养血益阴，竹之有沥，犹人之有血也。故能补阴清火。利窍明目。治中风口噤，痰迷大热，风痉癫狂，烦闷，《产乳方》：妊娠苦烦名子烦，竹沥不限多少，细服。《梅师》加茯苓煎。消渴，血虚自汗。然寒胃滑肠，有寒湿者勿服。《经疏》云：中风要药。凡中风未有不因阴虚火旺、痰热壅结所致。如果外来风邪，安得复用此寒滑之药治之哉！丹溪曰：痰在经络四肢、皮里膜外者，非此不能达行。又曰：味甘性缓，能除阴虚之有大热者。寒而能补，胎后不碍虚，胎前不损子。世人因《本草》大寒二字，弃而不用。然人食笋至老，未有因寒而病者。沥，即笋之液也，又假火而成，何寒如此之甚耶？《治法》云：竹沥和米煮粥，能治反胃。

竹类甚多：淡竹肉薄，节间有粉，多汁而甘，最良；簟竹坚而节促，皮白如霜；苦竹本粗叶大，笋味苦。入药惟此三种，功用略同。竹茹即刮取青皮。竹沥如取荆沥法。姜汁为使。姜能除痰，且济其寒。

笋尖发痘疮。《本草》未载。昂按：笋、蕨多食，皆能燥血，故笋有刮肠篦之名。惟同肉煮食，则无害也。

竹茹　泻上焦烦热，凉血。

甘而微寒。开胃土之郁，清肺金之燥，凉血除热。治上焦烦热，皮入肺，主上焦。温胆汤用之。温气寒热，膈噎呕哕，胃热。吐血衄血，清肺凉胃。齿血不止，浸醋含之。肺痿惊痫，散肝火。崩中胎动。凉胎气。

淡竹叶　泻上焦烦热。

辛淡甘寒。凉心缓脾，消痰止渴。除上焦风邪烦热，叶生竹上，故治上焦。仲景治伤寒发热大渴，有竹叶石膏汤，乃假其辛寒，以散阳明之邪热也。咳逆喘促，呕哕吐血，中风失音，小儿惊痫。

竹生一年以上者，嫩而有力。

天竹黄　泻热，豁痰，凉心。

甘而微寒。凉心经，去风热，利窍豁痰，镇肝明目。功同竹沥，而性和缓，无寒滑之患。治大人中风不语，小儿客忤惊痫为尤宜。

出南海。大竹之津气结成。即竹内黄粉。片片如竹节者真。

果部

大枣　补脾胃，润心肺，和百药。

甘，温。脾经血分药。补中益气，滋脾土，润心肺，调营卫，缓阴血，生津液，悦颜色，通九窍，助十二经，和百药。伤寒及补剂加用之，以发脾胃升腾之气。多食损齿。齿属肾，土克水。中满症忌之。甘令人满。大建中汤心下痞者，减饧、枣，与甘草同例。成无己曰：仲景治奔豚用大枣者，滋脾土以平肾气也。治水饮胁痛，有十枣汤，益脾土以胜妄水也。

北产肥润者良。昂按：今华南枣，更胜于北。徽宁所产，亦有佳者。杀乌、附毒。

忌葱、鱼同食。

桃仁 *泻，破血，润燥。*

苦重于甘。思邈：辛，孟诜：温。【孙思邈，著《千金方》。孟诜，著《食疗本草》。】厥阴心包、肝。血分药。苦以泄血滞，甘以缓肝气而生新血。成无己曰：肝者血之源，血聚则肝气燥。肝苦急，宜急食甘以缓之。通大肠血秘。治热入血室，冲脉。血燥血痞，损伤积血，血痢经闭，咳逆上气，血和则气降。皮肤血热，燥痒蓄血，发热如狂。仲景治膀胱蓄血，有桃仁承气汤，即调胃承气汤加桃仁、桂枝。又抵当汤，用桃仁、大黄、虻虫、水蛭。水蛭，即马蟥蚑，食血之虫，能通肝经聚血，性最难死，虽炙为末，得水即活。若入腹中，生子为患，田泥和水饮下之。虻虫即蚊虫，因其食血，故用以治血。血不足者禁用。

行血连皮、尖生用，润燥去皮、尖炒用，俱研碎，或烧存性用。双仁者有毒，不可食。香附为使。

桃花 苦，平。下宿水，除痰饮，消积聚，利二便，疗风狂。范纯佑女，丧夫发狂，夜断窗棂，登桃树食花几尽，自是遂愈。以能泻痰饮滞血也。

桃叶 能发汗。凡伤寒风痹，发汗不出，以火煅地，用水洒之，干桃叶厚二三寸，席卧，温覆，取大汗，敷粉极燥即瘥。麦麸、蚕沙，皆可如此法用。○桃为五木之精，其枝叶花仁，并能辟邪。《食医心镜》桃仁煮粥，治鬼疰咳嗽。生桃食多生痈疖。

杏仁 *泻肺，解肌，润燥，下气。*

辛苦甘温而利。泻肺解肌，能发汗。除风散寒，降气行痰，润燥消积。索面、豆粉，近之则烂。通大肠气秘。治时行头痛，上焦风燥，咳逆上气，杏仁炒研，蜜和为膏，含咽。烦热喘促。有小毒，能杀虫治疮，制狗毒、可毒狗，消狗肉积。锡毒。肺虚而咳者禁用。东垣曰：杏仁下喘治气，桃仁疗狂治血，俱治大便秘。当分气血。昼便难属阳气，夜便难属阴血。虚人便闭，不可过泄。脉浮属气，用杏仁、陈皮；脉沉属血，用桃仁、陈皮。肺与大肠相表里，贲门上主往来，魄门下主收闭，为气之通道，故并用陈皮佐之。【贲门，胃之上口。魄门，即肛门。】杏仁、紫菀，并能解肺郁，利小便。

去皮、尖，炒研，发散连皮、尖研。双仁者杀人。得火良。恶黄耆、黄芩、葛根。

乌梅 *涩肠，敛肺。*

酸涩而温。脾肺血分之果，敛肺，肺欲收，急食酸以收之。涩肠，涌痰消肿，清热解毒，生津止渴，醒酒杀虫。治久咳泻痢，梁庄肃公血痢，陈应之用乌梅、胡黄连、灶下土，等分为末，茶调服而愈。曾鲁公血痢百余日，国医不能疗，应之用盐梅肉研烂，合腊茶入醋服，一啜而安。瘴疟，诸症初起者，皆忌用。霍乱，吐逆反胃，劳热骨蒸。皆取其酸收。安蛔厥。蛔虫上攻而眩仆。虫得酸则伏，仲景有蛔厥乌梅丸。去黑痣，蚀恶肉。痈疮后生恶肉，烧梅存性，研末敷之。多食损齿伤筋。《经》曰：酸走筋，筋病无多食酸。

白梅功用略同。治痰厥僵仆，牙关紧闭，取肉揩擦牙龈，涎出即开。盖酸先入筋，齿软则易开。若用铁器搅开，恐伤其齿。惊痫喉痹，敷乳痈肿毒，刺入肉中。嚼烂罨之即出。疮中努肉，捣饼贴之即收。

青梅熏黑为乌梅。稻灰汁淋蒸则不蠹。孟诜云：乌梅十颗，汤煮去核，纳肛中，通大便。盐渍为白梅。时珍曰：梅，花于冬而实于夏，得木之全气，故最酸。胆为甲木，肝为乙木。人舌下有四窍，两通胆液，故食酸则津生。○食梅齿齼者，嚼胡桃即解。衣生霉点者【霉，音梅】，梅叶煎汤洗之。捣洗葛衣亦佳。

陈皮　能燥能宣，有补有泻，可升可降。

辛能散，苦能燥能泻，温能补能和。同补药则补，泻药则泻，升药则升，降药则降。为脾、肺气分之药。脾为气母，肺为气钥。凡补药涩药，必佐陈皮以利气。调中快膈，导滞消痰，大法治痰，以健脾顺气为主。洁古曰：陈皮、枳壳，利其气而痰自下。利水破癥，宣通五脏，统治百病，皆取其理气燥湿之功。人身以气为主，气顺湿除，则百病散。《金匮》云：能解鱼毒食毒。多服久服，损人元气。入补养药则留白，入下气消痰药则去白。《圣济》云：不去白，反生痰。

去白名橘红，兼能除寒发表。皮能发散皮肤。核治疝痛，叶散乳痈。皆能入厥阴，行肝气，消肿散毒。腰肾冷痛，橘核炒，酒服良。"十剂"曰：宣可去壅，生姜、橘皮之属是也。《泊宅编》曰：莫强中食已辄胸满不下，百治不效。偶家人合橘皮汤，尝之似有味，连日饮之。一日坐厅事，觉胸中有物坠下，目瞪汗濡，大惊扶归，腹疼痛，下数块如铁弹，臭不可闻，自此胸次廓然。盖脾之冷积也。半年服药不知，功乃在橘皮。方用橘红一斤，甘草、盐各四两，煮干点服，名二贤散。蒸饼丸，名润下丸。治痰特有验。世医惟知半夏、南星、枳壳、茯苓之属，何足语此哉！丹溪曰：治痰，利药过多则脾虚，痰易生而反多。又曰：胃气亦赖痰以养，不可攻尽，攻尽则虚而愈剧。

广中陈久者良，故名陈皮。陈则烈气消，无燥散之患。半夏亦然，故同名二陈汤。治痰咳，童便浸晒。治痰积，姜汁炒。治下焦，盐水炒。核去皮炒用。

青皮　泻肝，破气，散积。

辛苦而温，色青气烈。入肝胆气分。疏肝泻肺，柴胡疏上焦肝气，青皮平下焦肝气。凡泻气药，皆云泻肺。破滞削坚，除痰消痞。治肝气郁积，胁痛多怒，久疟结癖，入肝散邪，入脾除痰，疟家必用之品，故清脾饮以之为君。**疝痛乳肿**。丹溪曰：乳房属阳明，乳头属厥阴。乳母或因忿怒郁闷，厚味酿积，致厥阴之气不行，故窍不得出。阳明之血腾沸，故热甚而化脓。亦因其子有滞痰膈热，含乳而睡，嘘气致生结核者。初起便须忍痛揉软，吮令汁透，自可消散。治法以青皮疏肝滞，石膏清胃热，甘草节行浊血，瓜蒌消肿导毒。或加没药、橘叶、金银花、蒲公英、皂角刺、当归，佐以少酒。若于肿处灸三五壮尤捷。久则凹陷，名乳癌，不可治矣。**最能发汗**。皮能达皮，辛善发散。**有汗及气虚人禁用**。陈皮升浮，入脾肺治高；青皮沉降，入肝胆治低。炒之以醋，所谓肝欲散，急食辛以散之，以酸泄之，以苦降之也。

橘之青而未黄者。醋炒用。古方无用者，宋以后始与陈皮分用。

木瓜 补，和脾，舒筋；涩，敛肺。

酸涩而温。入脾肺血分。敛肺和胃，理脾伐肝，**化食**，酸能敛，敛则化，与山楂同。**止渴**。酸能生津。**气脱能收，气滞能和，调营卫，利筋骨，去湿热，消水胀。治霍乱转筋**，夏月暑湿，邪伤脾胃。阳不升，阴不降，则挥霍撩乱，上吐下泻，甚则肝木乘脾，而筋为之转也。《食疗》云：煮汁饮良。时珍曰：肝虽主筋，而转筋则因风寒湿热，袭伤脾胃所致。转筋必起于足腓【腓，音肥，足肚也】，腓及宗筋，皆属阳明。木瓜治转筋，取其理筋以伐肝也。土病则金衰而木盛，故用酸温以收脾肺之耗散，而借其走筋以平肝邪，乃土中泻木以助金也。陶弘景曰：凡转筋呼木瓜名，写木瓜字，皆愈。**泻痢脚气**，脾主四肢。或寒湿伤于足络，或胃受湿热之物，上输于脾，下流至足，则成脚气。恶寒发热，状类伤寒，第胫肿掣痛为异耳。宜利湿清热，忌用补剂及淋洗。昔有患足痹者趁舟，见舟中一袋，以足倚之，比及登岸，足已善步矣。询袋中何物，乃木瓜也。**腰足无力**。**多食损齿、骨，病癃闭**。酸收太甚。郑莫一曰：木瓜乃酸涩之品，世用治水肿、腹胀，误矣！有大僚舟过金陵，爱其芬馥，购数百颗置之舟中，举舟人皆病溺不得出，医以通利药罔效。迎予视之，闻四面皆木瓜香，笑谓诸人曰：撤去此物，溺即出矣，不必用药也。于是尽投江中，顷之，溺皆如旧。

陈者良。香薷饮用之，取其和脾去湿，补肺生金。忌铁。

山楂 古字作楂。泻，破气，消积，散瘀，化痰。

酸、甘、咸，温。**健脾行气，散瘀化痰，消食磨积**。消油腻腥膻之积，与麦芽消谷积者不同。凡煮老鸡硬肉，投数枚则易烂，其消肉积可知。**发小儿痘疹，止儿枕作痛**。恶露积于太阴，少腹作痛，名儿枕痛。砂糖调服。**多食令人嘈烦易饥，反伐脾胃生发之气**。破泄太过，中气受伤。凡服人参不相宜者，服山楂即解。一补气，一破气也。

有大小二种，小者入药。一名棠球子。去皮、核用。一云核亦有力，化食磨积。

梨　润肠，泻火清热。

甘微酸寒。润肺凉心，消痰降火，止渴解酒，利大小肠。治伤寒发热，热嗽痰喘，中风失音。捣汁频服。《圣惠方》梨汁煮粥，治小儿心脏风热昏躁。切片，贴汤火伤。多食冷利，脾虚泄泻及乳妇血虚人忌之。生者清六腑之热，熟者滋五脏之阴。实火宜生，虚火宜熟。《泊宅编》：有仕宦病消渴，医谓不过三十日死，丞弃官归。途遇一医，令致北梨二担，食尽则瘥。宦如其言，食及五六十枚而病愈。杨吉老介医术甚著，一士有疾，厌厌不聊，往谒之。杨曰：汝症热已极，气血全消，三年当以疽死，不可为也。士不乐而退。闻茅山一道士，医术通神，但不肯以技自名。乃衣僮仆之服，诣山拜之，愿执役席下。道士喜留，只事左右。历两月久，觉其与常隶别，扣所从来，再拜谢过，始以实告。道士笑曰：世间那有医不得的病？试诊脉，又笑曰：吾亦无药与汝，便可下山买好梨，日食一颗。梨尽，取干者泡汤，和滓食之，疾自当平。士人如戒。经一岁，复见吉老，颜貌腴泽，脉息和平。惊曰：君必遇异人！士人以告。杨衣冠焚香，望茅山设拜。盖自咎其学之未至也。

捣汁用，熬膏亦良。加姜汁、蜂蜜佳，清痰止嗽。与莱菔相间收藏则不烂，或削梨蒂扦莱菔上。

枇杷叶　泻肺，降火。

苦，平。清肺和胃而降气，气下则火降痰消。气有余便是火，火则生痰。治热咳，呕逆，口渴。时珍曰：火降痰顺，则逆者不逆，呕者不呕，咳者不咳，渴者不渴矣。一妇肺热久嗽，身如火炙，肌瘦将成劳。以枇杷叶、款冬花、紫菀、杏仁、桑皮、木通等分，大黄减半，蜜丸樱桃大。食后、夜卧各含化一丸，未终剂而愈。

叶湿重一两、干重三钱者为气足，拭净毛。毛射肺，令人咳。治胃病，姜汁炙；治肺病，蜜炙。

白果　一名银杏。涩，敛肺，去痰。

甘苦而温。性涩而收。熟食温肺益气，色白属金，故入肺。定痰哮，敛喘嗽，缩小便，止带浊。生食降痰解酒，消毒杀虫。花夜开，人不得见。性阴，有小毒，故能消毒杀虫。多食则收令太过，令人壅气胪胀，小儿发惊动疳。食千枚者死。

浆：泽手面，浣油腻。时珍曰：去痰浊之功，可以类推。

龙眼肉　补心脾。

甘，温，归脾。益脾长智。一名益智。养心葆血。心为脾母。故归脾汤用之。

治思虑劳心脾，及肠风下血。心生血，脾统血。思虑过多，则心脾伤而血耗，致有健忘、怔忡、惊悸诸病。归脾汤能引血归脾而生补之。肠风亦由血不归脾而妄行。

莲子　补脾，涩肠，固精。

甘温而涩，脾之果也。脾者黄宫，故能交水火而媾心肾，安靖上下君、相火邪。古方治心肾不交，劳伤白浊，有莲子清心饮，补心肾有瑞莲丸。益十二经脉血气，涩精气，厚肠胃，除寒热。治脾泄久痢，白浊梦遗，女人崩带及诸血病。大便燥者勿服。

去心、皮，蒸熟，焙干用。得茯苓、山药、白术、枸杞良。黑而沉水者为石莲，清心除烦，开胃进食，专治噤口痢、淋浊诸症。石莲入水则沉，入卤则浮。煎盐人以之试卤，莲浮至顶，卤乃可煎。落田野中者，百年不坏。人得食之，发黑不老。肆中石莲，产广中树上，其味大苦，不宜入药。

莲心为末，米饮下，疗产后血渴。

藕节　补心散瘀。

涩，平。解热毒，消瘀血，止吐衄淋痢，一切血症。和生地汁、童便服良。藕：生，甘寒，凉血散瘀，宋大官作血羹，误落藕皮，血遂涣散不凝。一人病血淋，痛胀欲死，李时珍以发灰二钱，藕汁调服，三日而愈。《梅师方》：产后余血上冲，煮汁饮。止渴除烦。《圣惠方》：藕汁，蜜和服，治时气烦渴。解酒毒、蟹毒。捣烂，热酒调服。煮熟，甘温，益胃补心，多孔象心。止泻，能实大肠。止怒，久服令人欢。益心之效。生捣罨金疮伤折，熟捣涂坼裂冻疮。《肘后方》：卒中毒箭，煮藕汁饮，多多益善。孟诜曰：产后忌生冷，独藕不忌，为能散瘀血也。澄粉亦佳，安神益胃。

荷叶　轻，宣，升阳，散瘀。

苦，平。其色青，其形仰，其中空，其象震，震，仰盂。感少阳甲胆之气。烧饭合药，裨助脾胃而升发阳气。洁古枳术丸，用荷叶烧饭为丸。痘疮倒靥者，用此发之。僵蚕等分为末，胡荽汤下。闻人规曰：胜于人牙、龙脑。能散瘀血，留好血。治吐衄崩淋，损伤产瘀，熬香，末服。一切血症，洗肾囊风。东垣曰：雷头风症，头面疙瘩肿痛，憎寒壮热，状如伤寒。病在三阳，不可过用寒药重剂，诛罚无过，处清震汤治之。荷叶一枚，升麻、苍术各五钱，煎服。郑奠一曰：荷叶研末，酒服三钱，治遗精极验。

芡实　一名鸡头子。补脾，涩精。

甘、涩。固肾益精，补脾去湿。治泄泻带浊，小便不禁，梦遗滑精，同金樱膏为丸，名水陆二仙丹。**腰膝痹痛。**吴子野曰：人之食芡，必枚啮而细嚼之，使华液流通，转相灌溉，其功胜于乳石也。《经验后方》：煮熟研膏，合粳米煮粥食，益精气。

蒸熟捣粉用。涩精药或连壳用。李惟熙曰：菱寒而芡暖，菱花背日，芡花向日。

谷菜部

粳米 粳，硬也；糯，懦也。补脾，清肺。

甘，凉。得天地中和之气，和胃补中，色白入肺。除烦清热，煮汁止渴。仲景白虎汤、桃花汤、竹叶石膏汤，并用之以清热，补不足。张文潜《粥记》：粥能畅胃气，生津液。每晨空腹食之，所补不细。**昂按：**今人终日食粥，不知其妙。迨病中食之，觉与脏腑相宜，迥非他物之所能及也。**粳乃稻之总名，有早中晚三收。晚者得金气多，性凉，尤能清热。**北粳凉，南粳温。白粳凉，红粳温。新米食之动气。

陈廪米冲淡，可以养胃。煮汁煎药，亦取其调肠胃，利小便、去湿热、除烦渴之功。《集成》云：陈米饭，紧作团，火煅存性，麻油、腻粉调，敷一切恶疮、百药不效者。

糯米 补，温脾肺。

《本草》名稻米。按：《诗》黍、稷、稻、粱、禾、麻、菽、麦，名八谷，此稻与禾所以有异乎？甘，温。补脾肺虚寒，坚大便，缩小便，收自汗，同龙骨、牡蛎为粉，能扑汗。**发痘疮。**解毒化脓。**然性粘滞，病人及小儿忌之。**糯米酿酒则热，熬饧尤甚。饧即饴糖，润肺和脾，化痰止嗽。仲景建中汤用之，取其甘以补脾缓中。多食发湿热、动痰火、损齿。

谷芽 宣，健脾，消食。

甘，温。开胃快脾，下气和中，消食化积。炒用。

大麦芽 宣，开胃健脾，泻，行气消积。

咸，温。能助胃气上行，而资健运，补脾宽肠，和中下气，消食除胀，散结祛痰，咸能软坚。化一切米面果食积，通乳下胎。《外台方》：麦芽一升，蜜一升，服，下胎神验。薛立斋治一妇人，丧子乳胀，几欲成痈，单用麦芽一二两炒，煎服立消，其破血散气如此。《良方》云：神曲亦善下胎，皆不可轻用。**久服消肾气。**王好古曰：麦芽，神曲，胃虚人宜服之，以代戊己，腐熟水谷。【胃为戊土，脾为己土。】李时珍曰：无积而服之，消人元气。与白术诸药，消补兼施，则无害也。

炒用。豆蔻、砂仁、乌梅、木瓜、芍药、五味为使。

小麦　补。

味甘，微寒。养心除烦，利溲止血。时珍曰：《素问》麦属火，心之谷也。郑玄属木，许慎属金。《别录》云养肝，与郑说合；思邈云养心，与《素问》合，当以《素问》为准。按：麦，秋种夏熟，备受四时之气。南方地暖下湿，不如北产之良。仲景治妇人脏躁症，悲伤欲哭，状若神灵，用大枣汤：大枣十枚，小麦一升，甘草一两，每服一两，亦补脾气。《圣惠方》：小麦饭治烦热。少睡，多渴。

面 甘，温。补虚养气，助五脏，厚肠胃。然能壅气作渴，助湿发热。陈者良。寒食日，纸袋盛，悬风处，名寒食面。年久不热，入药尤良。

浮小麦 即水淘浮起者 咸，凉。止虚汗盗汗，劳热骨蒸。汗为心液，麦为心谷。浮者无肉，故能凉心。麦麸同功。

麦麸 醋拌蒸，能散血止痛，熨腰脚折伤，风湿痹痛，寒湿脚气，互易至汗出良。麦之凉，全在皮，故面去皮即热。凡疮疡痘疮溃烂、不能着席者，用麦麸装褥卧，性凉而软，诚妙法也。

赤小豆　通，行水，散血。"十剂"作燥。

甘、酸。思邈：咸，冷。色赤，心之谷也。性下行，通小肠，利小便，心与小肠相表里。行水散血，消肿排脓，清热解毒。治泻痢脚气。昔有患脚气者，用袋盛赤小豆，朝夕践踏之，遂愈。同鲤鱼煮，食汁，能消水肿，煮粥亦佳。敷一切疮疽。鸡子白调末箍之，性极粘，干则难揭，入苎根末则不粘。宋仁宗患痄腮，道士赞宁，取赤小豆四十九粒咒之，杂他药敷之而愈。中贵任承亮亲见，后任自患恶疮，敷永投以药立愈。问之：赤小豆也。承亮始悟道士之咒伪也。后过豫章，见医治胁疽甚捷，任曰：莫非赤小豆耶？医惊拜曰：用此活三十余口，愿勿复宣。止渴解酒，通乳下胎。然渗津液，久服令人枯瘦。"十剂"曰：燥可去湿，桑白皮、赤小豆之属是也。按：二药未可言燥，盖取其行水之功。然以木通、防己为通剂，通、燥二义似重，故本集改热药为燥剂，而以行水为通剂。

绿豆　泻热，解毒。

甘寒。行十二经，清热解毒，一切草木、金石、砒霜毒皆治之。利小便，止消渴，治泻痢。

连皮用。其凉在皮。粉：扑痘疮溃烂良。一市民诵观音经甚诚，出行折一足，哀叫菩萨，梦僧授一方：绿豆粉新铫炒紫色，井水调，厚敷纸贴，杉木扎定，其效如神。

白扁豆　补脾，除湿，消暑。

甘，温，腥香。色白微黄，脾之谷也。调脾暖胃，通利三焦，降浊升清，消暑除湿，能消脾胃之暑。止渴止泻，专治中宫之病。土强湿去，正气自旺。解酒毒、河豚毒。《备急方》：新汲水调末服，能解砒毒。多食壅气。

子 粗圆、色白者入药，连皮炒研用。亦有浸去皮及生用者。

淡豆豉 宣，解表，除烦。

苦泄肺，寒胜热。陈藏器曰：豆性生平，炒熟热，煮食寒，作豉冷。发汗解肌，调中下气。治伤寒头痛，烦躁满闷，懊𢙐不眠，发斑呕逆，凡伤寒呕逆烦闷，宜引吐，不宜用下药以逆之。淡豉合栀子，名栀子豉汤，能吐虚烦。血痢温疟。时珍曰：黑豆性平，作豉则温，既经蒸罯【罯，遏合切，音庵，入声】，故能升能散。得葱则发汗，得盐则能吐，得酒能治风，得薤则治痢，得蒜则止血，炒熟又能止汗。孟诜治盗汗，炒香渍酒服。《肘后》合葱白煎，名葱豉汤，用代麻黄汤，通治伤寒，发表，亦治酒病。

造淡豉法：用黑大豆水浸一宿，淘净蒸熟，摊匀，蒿覆，候上黄衣，取晒，簸净，水拌，干湿得所，安瓮中，筑实。桑叶厚盖，泥封。晒七日取出，曝一时，又水拌入瓮。如此七次，再蒸，去火气，瓮收用。

大麻仁 即作布之麻，俗作火麻。润燥滑肠。

甘，平，滑利。脾胃大肠之药，缓脾润燥。治阳明病，胃热、汗多而便难。三者皆燥也。汗出愈多，则津枯而大便愈燥。仲景治脾约有麻仁丸。成无己曰：脾欲缓，急食甘以缓之。麻仁之甘，以缓脾润燥。张子和曰：诸燥皆三阳病。破积血，利小便，通乳催生。又木谷也，亦能治风。

极难去壳。帛裹置沸汤，待冷，悬井中一夜，晒干，就新瓦上挼去壳，捣用。畏茯苓、白微、牡蛎。

薏苡仁 补脾胃，通，行水。

甘淡、微寒而属土，阳明胃药也。甘益胃，土胜水，淡渗湿。泻水所以益土，故健脾。治水肿湿痹，脚气疝气，泄痢热淋。益土所以生金，故补肺清热。色白入肺，微寒清热。治肺痿肺痛，咳吐脓血。以猪肺蘸苡仁末服。扶土所以抑木，故治风热筋急拘挛。厥阴风木主筋。然治筋骨之病，以阳明为本。阳明主润宗筋，宗筋主束骨而利机关者也。阳明虚则宗筋纵驰，故《经》曰：治痿独取阳明。又曰：肺热叶焦，发为痿躄。盖肺者相傅之官，治节出焉。阳明湿热上蒸于肺，则肺热叶焦，气无所主而失其治节，故痿躄。薏苡理脾，而兼清热补肺。筋寒则急，热则缩，湿则纵。然寒湿久留，亦变为热。又有热气熏蒸，水液不行，久而成湿者。薏苡去湿要药，因寒因热，皆可用也。《衍义》云因寒筋急者不可用，恐不然。但其力和缓，用之须倍于他药。杀蛔堕胎。

炒熟，微研。

神曲　宣，行气，化痰，消食。

辛散气，甘调中，温开胃。化水谷，消积滞。《医余》云：有伤粽子成积，用曲末少加木香，盐汤下，数日口中闻酒香，积遂散。治痰逆癥结，泻痢胀满。回乳，炒研，酒服二钱，日二。下胎。产后血晕，末服亦良。亦治目病。《启微集》云：生用能发其生气，熟用能敛其暴气。

造曲法　以五月五日，六月六日，用白面百斤，赤豆末、杏仁泥、青蒿、苍耳、红蓼汁各三升，以配青龙、白虎、朱雀、玄武、螣蛇、勾陈六神，通和作饼，罨生黄衣，晒收。陈者良。炒用。

酒　宣，行药势。

辛者能散，苦者能降，甘者居中而缓，厚者热而毒，淡者利小便。用为向导，可以通行一身之表，引药至极高之分。热饮伤肺，温饮和中。少饮则和血行气，壮神御寒，遣兴消愁，辟邪逐秽，暖水脏，行药势。过饮则伤神耗血，亦能乱血，故饮之身面俱赤。损胃烁精，动火生痰，发怒助欲，酒是色媒人。**致生湿热诸病**。过饮则相火昌炎，肺金受烁，致生痰嗽。脾因火而困怠，胃因火而呕吐，心因火而昏狂，肝因火而善怒，胆因火而忘惧，肾因火而精枯，以致吐血、消渴、劳伤、蛊膈、痈疽、失明，为害无穷。汪颖曰：人知戒早饮，而不知夜饮更甚。醉饱就床，热壅三焦，伤心损目。夜气收敛，酒以发之，乱其清明，劳其脾胃，停湿动火，因而致病者多矣。朱子云：以醉为节可也。

醇而无灰，陈久者良。畏枳椇、葛花、赤豆花、绿豆粉、咸卤。得咸则解，水制火也。

大蒜　宣，通窍，辟恶。

张骞使西域，始得种入中国，故一名葫。辛，温。开胃健脾，通五脏，达诸窍。凡极臭极香之物，皆能通窍。去寒湿，解暑气，辟瘟疫，消痈肿，捣烂，麻油调敷。破癥积，化肉食，杀蛇虫蛊毒。治中暑不醒，捣和地浆，温服。鼻衄不止，捣贴足心，能引热下行。关格不通。捣纳肛中，能通幽门。敷脐能达下焦，消水，利大小便。切片烁艾，灸音九一切痈疽，恶疮肿核。独头者尤良。李迅曰：痈疽着灸，胜于用药。缘热毒中膈，上下不通，必得毒气发泄，然后解散。初起便用独头大蒜，切片灸之，三壮一易，百壮为率。但头项以上，切不可灸，恐引气上，更生大祸也。史源曰：有灸至八百壮者，约艾一筛。初坏肉不痛，直灸到好肉方痛。至夜火焮，满背高阜，头孔百数，则毒外出，否则内逼五脏而危矣。《纲目》曰：《精要》谓头上毒不得灸，此言过矣。头为诸阳所聚，艾宜小如椒粒，炷宜三五壮而已。又按：东垣灸元好问脑疽，艾大如两核许，灸至百壮，始觉痛而瘥。由是推之，头毒若不痛者，艾大壮多，亦无妨也。**然其气熏臭，多食生痰动火，散气耗血，损目昏神。**五荤皆然，而蒜尤甚。《楞严经》云：五荤熟食发淫，生啖增恚，故释氏戒之。释家以大蒜、小蒜、兴渠、慈葱、茖葱为五荤。慈葱，冬葱也；茖葱，山葱也；兴渠，西域菜，云即中国之荽。道家以韭、薤、蒜、胡荽、芸薹为五荤。芸薹，油菜也。

忌蜜。

薤 一名藠子，音叫。滑，利窍，助阳。

辛、苦，温，滑。**调中助阳，散血生肌，泄下焦大肠气滞。治泄痢下重，**王好古曰：后重者，气滞也。四逆散加此以泄滞。按：下重亦有气虚、血虚、火热、风燥之不同。**胸痹刺痛，**仲景用栝蒌薤白白酒汤。**肺气喘急。安胎利产，涂汤火伤。**和蜜捣用。《肘后方》：中恶卒死者，用薤汁灌鼻中，韭汁亦可。

叶似韭而中空，根如蒜。取白用。忌牛肉。其叶光滑，露亦难伫，故云薤露。

胡荽 宣，发痘疹，辟恶气。

辛温香窜。**内通心脾，外达四肢。辟一切不正之气，沙疹、痘疮不出，煎酒喷之。**心脾之气，得芳香而运行。含喷遍身，勿喷头面。痘疹家悬挂，辟邪恶，胡荽久食，令人多忘。病人不宜食胡荽、黄花菜。

生姜 宣，散寒发表，止呕开痰。

辛温。**行阳分而祛寒发表，宣肺气而解郁调中，畅胃口而开痰下食。治伤寒头痛，伤风鼻塞，**辛能入肺，通气散寒。**咳逆呕哕，**有声有物为呕，有声无物为哕，有物无声为吐。其症或因寒、因热、因食、因痰，气逆上冲而然。生姜能散逆气，呕家圣药。东垣曰：辛药生姜之类治呕吐，但治上焦气壅表实之病，若胃虚谷气不行、胸中闭塞而呕者，惟宜益胃、推扬谷气而已，勿作表实用辛药泻之。丹溪曰：阴分咳嗽者，多属阴虚，宜用贝母，勿用生姜，以其辛散也。**昂按**：人特知陈皮、生姜能止呕，不知亦有发呕之时。以其性上升，如胃热者非所宜也。藿香亦然。**胸壅痰膈，寒痛湿泻。消水气，行血痹。**产后血上冲心，及污秽不尽，煎服亦良。**通神明，去秽恶，救暴卒。**凡中风、中气、中暑、中恶、暴卒等症，姜汁和童便饮效。姜汁开痰，童便降火也。**疗狐臭。**姜汁频涂。**搽冻耳。**熬膏涂。**杀半夏、南星、菌蕈、野禽毒。**野禽多食半夏，故有毒，生姜能解之。**辟雾露山岚瘴气。**早行含之。**捣汁和黄明胶熬，贴风湿痹痛。久食兼酒，则患目发痔。**积热使然。**疮痈人食之则生恶肉。**

姜皮 辛，凉。**和脾行水。治浮肿胀满。**以皮行皮，五皮散用之。成无己曰：姜、枣辛甘，能行脾胃之津液而和营卫，不专于发散也。东垣曰：夜不食姜者，夜主阖而姜主辟也。秋不食姜者，秋主收而姜主散也。妊妇多食姜，令儿歧指，象形也。

秦椒为使。恶黄连、黄芩、夜明砂。糟姜内入蝉蜕，虽老无筋。

干姜、黑姜　燥，回阳，宣，通脉。

生用辛温，逐寒邪而发表；炮则辛苦大热，除胃冷而守中。辛则散，炮则稍苦，故止而不移，非若附子走而不守。温经止血，炮黑止吐衄诸血，红见黑则止也。定呕消痰，去脏腑沉寒痼冷。能去恶生新，使阳生阴长，故吐衄下血、有阴无阳者宜之。亦能引血药入气分而生血，故血虚发热、产后大热者宜之。此非有余之热，乃阴虚生内热也，忌用表药寒药。干姜能入肺利气，能入肝引血药生血，故与补阴药同用【合血药亦能补阴。】乃热因热用，从治之法，故亦治目睛久赤。引以黑附，能入肾而祛寒湿，能回脉绝无阳。仲景四逆、白通、姜附汤，皆用之。同五味利肺气而治寒嗽，肺恶寒。燥脾湿而补脾，脾恶湿。通心助阳而补心气。苦入心。开五脏六腑，通四肢关节，宣诸脉络。治冷痹寒痞，反胃下痢。多用损阴耗气，孕妇忌之。辛热能动血。王好古曰：服干姜以治中者必僭上，宜大枣辅之。东垣曰：宜甘草以缓之。

母姜晒干者为干姜，炮黑为黑姜。

山药　古名薯蓣。补脾肺，涩精气。

色白入肺，味甘归脾。入脾肺二经，补其不足，清其虚热。阴不足则内热，补阴故能清热。固肠胃，润皮毛，化痰涎，止泻痢。渗湿，故化痰止泻。《百一方》：山药半生半炒，米饮下，治噤口痢。肺为肾母，故又益肾强阴，治虚损劳伤。王履云：八味丸用之以强阴；脾为心子，故又益心气。子能令母实。治健忘遗精。昂按：山药性涩，故治遗精泄泻，而诸家俱未言涩。生捣，敷痈疮，消肿硬。山药能消热肿，益补其气，则邪滞自行。丹溪云：补阳气。生者能消肿硬是也。

色白而坚者入药。

百合　润肺止嗽。

甘，平。润肺宁心，清热止嗽，益气调中，止涕泪，涕泪，肺肝热也。《经》曰：肺为涕，肝为泪，心为汗，脾为涎，肾为唾。利二便。治浮肿胪胀，痞满寒热，疮肿乳痈，伤寒百合病。行住坐卧不安，如有鬼神状。苏颂曰：病名百合，而用百合治之，不识其义。李士材曰：亦清心安神之效耳。朱二允曰：久嗽之人，肺气必虚，虚则宜敛。百合之甘敛，胜于五味之酸收。

花白者入药。

莱菔　俗作萝卜。宣，行气，化痰，消食。

辛、甘属土。生食升气，熟食降气。宽中化痰，散瘀消食。丹溪曰：气升则食自降。**治吐血衄血，咳嗽吞酸，利二便，解酒毒，制面毒、豆腐积。**昔有人病，梦红裳女子引入宫殿，小姑歌云：五灵楼阁晓玲珑，天府由来是此中，惆怅冈怀言不尽，一丸莱菔火吾宫。一道士云：此犯大麦毒也。女子心神，小姑脾神。医经莱菔制面毒，遂以药并莱菔治之，果愈。腐浆见莱菔则难收。**生捣治噤口痢，止消渴，涂跌打、汤火伤。多食渗血，故白人髭发。**服何首乌、地黄者忌之。生姜能制其毒。夏月食其菜数斤，秋不患痢。冬月以菜叶摊屋瓦上，任霜雪打压，至春收之，煎汤饮，治痢。得效方：人避难入石洞中，贼烧烟熏之，口含莱菔一块，烟不能毒。嚼汁撺水饮之亦可。王荆公患偏头痛，捣莱菔汁，仰卧，左痛注右鼻，右痛注左鼻，或两鼻齐注，数十年患。二注而愈。

莱菔子 辛入肺，甘走脾。长于利气。生能升，熟能降。升则吐风痰，散风寒，宽胸膈，发疮疹；降则定痰喘咳嗽，调下痢后重，止内痛。皆利气之功。丹溪曰：莱菔子治痰，有冲墙倒壁之功。《食医心镜》：研汤煎服，治气嗽痰喘，吐脓血。炒用。

白芥子 宣，利气，豁痰。

辛，温，入肺。通行经络，温中开胃，发汗散寒，利气豁痰，消肿止痛。痰行则肿消，气行则痛止。为末醋调敷，消痈肿。**治咳嗽反胃，痹木脚气，筋骨诸病。**痰阻气滞。久嗽肺虚人禁用。丹溪曰：痰在胁下及皮里膜外，非此不能达行。古方控涎丹用之，正此义。韩懋三子养亲汤，白芥子主痰，下气宽中；紫苏子主气，定喘止嗽；莱菔子主食，开痞降气。各微炒研，看病所主为君。治老人痰嗽、喘满、懒食。

北产者良。煎汤不可过熟，熟则力减。芥菜子豁痰利气，主治略同。

甜瓜蒂 宣，涌吐。与淡豆豉、赤小豆，并为吐药。

苦，寒。阳明胃吐药，能吐风热痰涎，上膈宿食。吐去上焦之邪，《经》所谓其高者因而越之，在上者涌之，木郁达之是也。越以瓜蒂、淡豉之苦，涌以赤小豆之酸，吐去上焦有形之物，则木得舒畅，天地交而万物通矣。当吐而胃弱者，代以参芦。朱丹溪曰：吐中就有发散之义。张子和曰：诸汗法古方多有之，惟以吐发汗，世罕知之。故予尝曰：吐法兼汗以此夫。**昂按：**汗吐下和，乃治疗之四法。仲景瓜蒂散、栀豉汤，并是吐药。子和治病，用吐尤多。丹溪治许白云大吐二十余日，治小便不通，亦用吐法，甚至用四物、四君以引吐。成法具在。今人惟知汗下和，而吐法绝置不用。遇邪在上焦及当吐者，不行涌越，致结塞而成坏症。轻病致重，重病致死者多矣！时医背弃古法，枉人性命，可痛也夫！**治风眩头痛，懊恼不眠，癫痫喉痹，头目湿气，水肿黄疸，**或合赤小豆煎，或吹鼻中，取出黄水。**湿热诸病。上部无实邪者禁用。**能损胃耗气，语曰：大吐亡阳，大下亡阴。凡取吐者，须天气清明，巳午以前，令病人隔夜勿食，卒病者不拘。《类编》云：一女子病鼽喘不止，遇道人教取瓜蒂七枚为末，调服其汁，即吐痰如胶黏，三进而病如扫。

金石水土部

金 重，镇心肝，定惊悸。

辛，平，有毒。生金屑，服之杀人。**昂按**：金性至刚重坠，与血肉之体不相宜，故服之致死，非其性有毒也。人被金银灼者，并不溃烂，无毒可知矣。精金粹玉，世之宝器，岂有毒气哉？**金制木，重镇怯，故镇心肝，安魂魄。**虽云重坠，亦借其宝气也。古方有红雪、紫雪，皆取金银煮汁，亦假其气耳。**治惊痫风热，肝胆之病。**肝经风热，则为惊痫失志，魂魄飞扬。肝属木而畏金，与心为子母之脏，故其病同源一治。

丸散用箔为衣，煎剂加入药煮。**畏铅、水银。**遇铅则碎。五金皆畏水银。**银，功用略同。**

自然铜 重，续筋骨。

辛，平。**主折伤，续筋骨，散瘀止痛。**折伤必有死血瘀滞经络，然须审虚实，佐以养血补气温经之药。铜非煅不可用，火毒、金毒相煽，复挟香药，热毒内攻，虽有接骨之功，然多燥散之祸，用者慎之。

产铜坑中。火煅、醋淬七次，细研，甘草水飞用。昔有饲折翅雁者，雁飞去，故治折伤。

铁 重，坠痰，镇惊。

辛，平，**重坠**。**镇心平肝，定惊疗狂，消痈解毒。**诸药多忌之。李时珍曰：补肾药尤忌之。

畏磁石、皂荚。皂荚木作薪，则釜裂。煅时砧上打落者名铁落。《素问》用治怒狂。如尘飞起者名铁精。器物生衣者名铁锈。盐、醋浸出者名铁华。李时珍曰：大抵借金气以平木、坠下解毒，无他义也。

针砂 消水肿黄疸，散瘿瘤，乌髭发。乌须方多用之。

丹砂 重，镇心，定惊，泻热。

体阳性阴。内含阴汞。**味甘而凉，色赤属火。**性反凉者，离中虚、有阴也。味不苦而甘者，火中有土也。**泻心经邪热，**心经血分主药。**镇心清肝，明目发汗，**汗为心液。**定惊祛风，辟邪。**钱丕少卿多恶梦，遇推官胡用之，胡曰：昔常患此，有道士教戴灵砂而验。逐解髻中绛囊授之，即夕无梦。**解毒。**胎毒、痘毒宜之。**止渴安胎。**《博救方》：水煮一两，研，酒服，能下死胎。李时珍曰：同远志、龙骨之类养心气；同丹参、当归之类养心血；同地黄、枸杞之类养肾；同厚朴，川椒之类养脾；同南星、川乌之类祛风。多服反令人痴呆。

辰产，明如箭镞者良。名箭头砂。细研，水飞三次用。生用无毒，火炼则有毒，服饵常杀人。恶磁石，畏盐水，忌一切血。郑康成注《周礼》，以丹砂、雄黄、石胆、矾石、磁石为五毒，古人用以攻疡。

水银　重，外用杀虫。

辛，寒，阴毒。功专杀虫。治疮疥虮虱。性滑重，且入肉，头疮切不可用，恐入经络，令人筋骨拘挛。解金银铜锡毒。能杀五金。堕胎绝孕。

从丹砂烧煅而出。畏磁石、砒霜。得铅则凝，得硫则结，并枣肉入唾研则碎。散失在地者，以花椒、茶末收之。

石膏　体重，泻火；气轻，解肌。

甘辛而淡，体重而降。足阳明经胃大寒之药。色白入肺，兼入三焦。诸经气分之药。寒能清热降火，辛能发汗解肌，甘能缓脾益气，生津止渴。治伤寒郁结无汗，阳明头痛，发热恶寒，日晡潮热，肌肉壮热，《经》云：阳盛生外热。小便赤浊，大渴引饮，中暑自汗，能发汗，又能止自汗。舌焦、胎厚无津。牙痛。阳明经热，为末擦牙固齿。又胃主肌肉，肺主皮毛，为发斑、发疹之要品。色赤如锦纹者为斑，隐隐见红点者为疹，斑重而疹轻。率由胃热，然亦有阴阳二症，阳症宜用石膏。又有内伤阴症见斑疹者，微红而稀少，此胃气极虚，逼其无根之火游行于外，当补益气血，使中有主，则气不外游，血不外散。若作热治，死生反掌，医者宜审。但用之鲜少，则难见功。白虎汤以之为君，或自一两加至四两。竹叶、麦冬、知母、粳米，亦加四倍。甚者加芩、连、柏，名三黄石膏汤。虚者加人参，名人参白虎汤。然能寒胃，胃弱血虚及病邪未入阳明者禁用。成无己解大青龙汤曰：风、阳邪伤卫；寒，阴邪伤营。营卫阴阳俱伤，则非轻剂所能独散，必须重轻之剂同散之，乃得阴阳之邪俱去，营卫俱和。石膏乃重剂，而又专达肌表也。【质重气轻。又成氏以桂麻为轻剂，石膏为重剂也。】东垣曰：石膏足阳明药，仲景用治伤寒阳明症，身热、目痛、鼻干、不得卧，邪在阳明，肺受火制，故用辛寒以清肺气。所以有白虎之名，肺主西方也。按：阳明主肌肉，故身热；脉交頞中，故目痛；脉起于鼻，循鼻外，金燥，故鼻干；胃不和，则卧不安，故不得卧。然亦有阴虚发热，及脾胃虚劳，伤寒阴盛格阳，内寒外热，类白虎汤症，误投之不可救也。按：阴盛格阳，阳盛格阴二症，至为难辨。盖阴盛极而格阳于外，外热而内寒；阳盛极而格阴于外，外冷而内热。《经》所谓重阴必阳，重阳必阴，重寒则热，重热则寒是也。当于小便分之：便清者，外虽燥热，而中实寒；便赤者，外虽厥冷，而内实热也。再看口中之燥润，及舌苔之浅深，胎黄黑者为热，宜白虎汤。然亦有胎黑属寒者，舌无芒刺，口有津液也，急宜温之。误投寒剂则殆矣。

亦名寒水石。 时珍曰：古方所用寒水石是凝水石，唐宋诸方用寒水石即石膏。凝水石乃盐精渗入土中，年久结成，清莹有棱，入水即化。辛咸大寒，治时气热盛，口渴水肿。莹白者良。研细，甘草水飞用。近人因其寒，或用火煅，则不伤胃。味淡难出，若入煎剂，须先煮数十沸。鸡子为使，忌巴豆、铁。

滑石　　滑，利窍；通，行水；体重，泻火气；轻，解肌。

滑利窍，淡渗湿，甘益气、补脾胃，寒泻热，降心火。色白入肺，上开腠理而发表，肺主皮毛。下走膀胱而行水，通六腑九窍津液，为足太阳经本药。膀胱。治中暑积热，呕吐烦渴，黄疸水肿，脚气淋闭，偏主石淋。水泻热痢，六一散加红曲治赤痢，加干姜治白痢。吐血衄血，诸疮肿毒，为荡热除湿之要剂。消暑散结，通乳滑胎。时珍曰：滑石利窍，不独小便也。上开腠理而发表，是除上中之湿热；下利便溺而行水，是除中下之湿热。热去则三焦宁而表里和，湿去则阑门通而阴阳利矣。【阑门分别清浊，乃小肠之下口。】河间益元散，通治上下表里诸病，盖是此意。益元散，一名天水散，一名六一散，取天一生水，地六成之之义。滑石六钱，甘草一钱，或加辰砂。〇滑石治渴，非实止渴，资其利窍，渗去湿热，则脾胃中和而渴自止耳。若无湿，小便利而渴者，内有燥热，宜滋润。或误服此，则愈亡其津液而渴转甚矣。故王好古以为至燥之剂。

白而润者良。 石韦为使，宜甘草。走泄之性，宜甘草以和之。

朴硝、芒硝　　朴硝，即皮硝。大泻，润燥，软坚。

辛能润燥，咸能软坚，苦能下泄，大寒能除热。朴硝酷涩性急，芒硝经炼稍缓。能荡涤三焦、肠胃实热，推陈致新。按：致新则泻亦有补，与大黄同。盖邪气不除，则正气不能复也。治阳强之病，伤寒，《经》曰：人之伤于寒也必病热，盖寒郁而为热也。疫痢，积聚结癖，留血停痰，黄疸淋闭，瘰疬疮肿，目赤障翳。通经堕胎。丰城尉家有猫，子死腹中，啼叫欲绝。医以硝灌之，死子即下。后有一牛，亦用此法得活。本用治人，治畜亦验。《经疏》曰：硝者，消也。五金八石皆能消之，况脏腑之积聚乎？其直往无前之性，所谓无坚不破，无热不荡者也。病非热邪深固，闭结不通，不可轻投，恐误伐下焦真阴故也。成无己曰：热淫于内，治以咸寒。气坚者以咸软之，热盛者以寒消之。故仲景大陷胸汤、大承气汤、调胃承气汤，皆用芒硝以软坚，去实热。结不至坚者，不可用也。佐之以苦，故用大黄相须为使。许誉卿曰：芒硝消散，破结软坚。大黄推荡，走而不守。故二药相须，同为峻下之剂。王好古曰：本草言芒硝堕胎，然妊娠伤寒可下者，兼用大黄以润燥，软坚泻热，而母子相安。《经》曰：有故无殒，亦无殒也，此之谓欤！谓药自病当之，故母与胎俱无患也。

硝能柔五金，化七十二种石为水。生于卤地，刮取煎炼。在底者为朴硝，在上有芒者为芒硝，有牙者为马牙硝，置风日中，消尽水气，轻白如粉，为风化硝。大黄为使。《本经》《别录》，朴硝、硝石虽分二种，而气味主治略同。后人辨论纷然，究无定指。李时珍曰：朴硝下降，属水性寒；硝石为造炮焰硝，上升属火性温。**昂按**：世人用硝，从未有取其上升而温者。李氏之说，恐非确论。

赤石脂　重，涩，固大小肠。

甘而温，故益气生肌而调中。酸而涩，故收湿，《独行方》煅末，敷小儿脐中汁出赤肿。**止血而固下**。《经疏》云：大小肠下后虚脱，非涩剂无以固之。其他涩药轻浮，不能达下，惟赤石脂体重而涩，直入下焦阴分，故为久痢泄澼要药。仲景桃花汤用之，加干姜、粳米。**疗肠澼泄痢，崩带遗精，痈痔溃疡，收口长肉，催生下胞。**《经疏》云：能去恶血，恶血化，则胞胎无阻。东垣云：胞胎不出，涩剂可以下之。又云：固肠胃有收敛之能，下胎衣无推荡之峻。

细腻粘舌者良。赤入血分，白入气分。五色石脂入五脏。研粉，水飞用。恶芜花。畏大黄。

禹馀粮　重，涩，固下。

甘，平，性涩。手足阳明大肠、胃血分重剂。治咳逆下痢，血闭癥瘕血崩，能固下。李知先云：下焦有病人难会，须用馀粮、赤石脂。又能催生。

石中黄粉，生于池泽。无砂者良。牡丹为使。

代赭石　重，镇虚逆，养阴血。

苦，寒。养血气，平血热，入肝与心包，专治二经血分之病，吐衄崩带，胎动产难，小儿慢惊。赭石半钱，冬瓜仁汤调服。**金疮长肉**。仲景治伤寒汗吐下后，心下痞鞕噫气【鞕，音硬；噫，音嗳。】，用代赭旋覆汤。取其重以镇虚逆，赤以养阴血也。今人用治膈噎甚效。

煅红醋淬，水飞用。干姜为使。畏雄、附。

雄黄　重，解毒，杀虫。

辛，温，有毒。得正阳之气，入肝经气分。搜肝强脾，散百节大风，杀百毒，辟鬼魅。治惊痫痰涎，头痛眩运，暑疟澼痢，泄泻积聚。虞雍公道中冒暑，泄痢连月，梦至仙居，延之坐。壁中有词云："暑毒在脾，湿气连脚。不泄则痢，不痢则疟。独炼雄黄，蒸饼和药。甘草作汤，食之安乐。别作治疗，医家大错。"如方服之遂愈。又能化血为水，燥湿杀虫，治劳疳疮疥蛇伤。

赤似鸡冠，明彻不臭，重三五两者良。孕妇佩之，转女为男。醋浸，入莱菔汁煮，干用。生山阴者名雌黄，功用略同。劣者名熏黄，烧之则臭，只堪熏疮疥，杀虫虱。

石硫黄　燥，补阳，杀虫。

味酸有毒。大热纯阳。硫黄阳精极热，与大黄极寒，并号将军。补命门真火不足。性虽热而疏利大肠，与燥涩者不同。热药多秘，惟硫黄暖而能通；寒药多泄，惟黄连肥肠而止泻。若阳气暴绝，阴毒伤寒，久患寒泻，脾胃虚寒，命欲垂尽者用之，亦救危妙药也。治寒痹冷癖，足寒无力，老人虚秘，《局方》用半硫丸。妇人阴蚀，小儿慢惊。暖精壮阳，杀虫疗疮。辟鬼魅，化五金，能干汞。王好古曰：太白丹、来复丹皆用硫黄，佐以硝石。至阳佐以至阴，与仲景白通汤佐以人尿、猪胆汁意同。所以治内伤生冷，外冒暑湿、霍乱诸病，能除扞格之寒，兼有伏阳，不得不尔。如无伏阳，只是阴虚，更不必以阴药佐之。《夷坚志》云：唐与正亦知医，能以意治病。吴巡检病不得溲，卧则微通，立则不能涓滴，遍用通药不效。唐问其平日自制黑锡丹常服，因悟曰：此必结砂时，硫飞去，铅不死，铅砂入膀胱，卧则偏重犹可溲，立则正塞水道，故不通。取金液丹三百粒，分十服，瞿麦汤下。铅得硫则化，水道遂通。家母舅童时亦病溺涩，服通淋药罔效。老医黄五聚视之曰：此乃外皮窍小，故溺时艰难，非淋症也。以牛骨作楔，塞于皮端，窍渐展开，勿药而愈。使重服通利药，得不更变他症乎？乃知医理非一端也。○硫能化铅为水，修炼家尊之为金液丹。

番舶者良。难得。取色黄坚如石者，以莱菔剜空，入硫合定，糠火煨熟，去其臭气；以紫背浮萍煮过，消其火毒；以皂荚汤淘其黑浆。一法绢袋盛，酒煮三日夜。一法入猪大肠烂煮三时用。畏细辛、诸血、醋。

土硫黄　辛热、腥臭，只可入疮药，不可服饵。

食盐　泻热，润燥，补心，通二便；宣，引吐。

咸、甘、辛，寒。咸润下，故通大小便；咸走血而寒胜热，故治目赤痛肿，血热热疾；咸补心，故治心虚。以水制火，取既济之义，故补心药用盐炒。一人病笑不休，用盐煅赤煎沸，饮之瘳。《经》曰：神有余则笑不休。神，心火也。用盐，水制火也。一妇病此半年，张子和亦用此法而愈。咸入肾而主骨，故补肾药用盐汤下。故坚肌骨，治骨病齿痛。擦牙亦佳，清火固齿。齿缝出血，夜以盐厚敷龈上，沥涎尽乃卧。或问咸能软坚，何以坚肌骨？不知骨消筋缓，皆因湿热。热淫于内，治以咸寒。譬如生肉易溃，得盐性咸寒，则能坚久不坏也。咸润燥而辛泄肺，煎盐用皂角收，故味微辛。故治痰饮喘逆。《本经》：治喘逆，惟哮症忌之。**咸软坚，故治结核积聚。又能涌吐、醒酒，水胜火。解毒，**火热即毒也，能散火凉血。**杀虫，**浙西将军中蜮毒，每夕蜮鸣于体。一僧教以盐汤浸身，数次而愈。**定痛止痒。**体如虫行，风热也，盐汤浴三四次佳。亦治一切风气。凡汤火伤，急以盐末掺之，护肉不坏，再用药敷。**多食伤肺走血，渗津发渴。**《经》曰：咸走血，血病毋多食咸。食咸则口干者，为能渗胃中津液也。**凡血病哮喘、水肿、消渴人为大忌。**盐品颇多：江淮南北盐生于海，山西解州盐生于池，四川、云南盐生于井，戎盐生于土，光明盐或生于阶州山崖，或产于五原盐池。状若水晶，不假煎炼，一名水晶盐。石盐生于石，木盐生于树，蓬盐生于草。造化之妙，诚难穷矣。

伏龙肝　重，调中，止血，燥湿，消肿。

辛，温。调中止血，去湿消肿。治咳逆反胃，吐衄崩带，尿血遗精，肠风痈肿，醋调涂。**脐疮，**研敷。**丹毒。**腊月猪脂或鸡子白调敷。**催生下胞。**《博救方》：子死腹中，水调三钱服，其土当儿头上戴出。

釜心多年黄土。一云灶额内火气，积久结成如石，外赤中黄。研细，水飞用。

禽兽部

五灵脂　宣，行血，止痛。

甘，温，纯阴，气味俱厚。入肝经血分。**通利血脉，散血和血，血闭能通，**生用。**经多能止。**炒用。**治血痹血积，血眼血痢，肠风崩中，一切血病，**《图经》云：血晕者，半炒半生，水服一钱。**心腹血气，一切诸痛。又能除风化痰，杀虫消积。**诸痛皆属于木，诸虫皆生于风。**治惊疳疟疝，蛇蝎蜈蚣伤。血虚无瘀者忌用。**五灵脂一两，雄黄五钱，酒调服，滓敷患处，治毒蛇咬伤。李仲南曰：五灵脂治崩中，非正治之药，乃去风之剂。冲任经虚，被风袭伤营血，以致崩中暴下。与荆芥、防风治崩义同。方悟古人识见深远如此。时珍曰：此亦一说，但未及肝虚血滞，亦自生风之意。按：冲为血海，任主胞胎。任脉通，冲脉盛，则月事以时下，无崩漏之患，且易有子。

北地鸟名，寒号虫矢也。即曷旦鸟。夜鸣求旦。夏月毛采五色，鸣曰"凤凰不如我"。冬月毛落，忽寒而号，曰"得过且过"。高士奇曰：《月令》仲冬之月，鹖鸬不鸣。似与寒号之名未协。黑色，气甚臊恶。糖心润泽者真。研末酒飞，去砂石用。行血宜生，止血宜炒。恶人参。

牛黄　泻热，利痰，凉惊。

甘，凉。牛有病，在心、肝、胆之间凝结成黄，故还以治心、肝、胆之病。《经疏》云：牛食百草，其精华凝结成黄，犹人之有内丹。故能散火消痰解毒，为世神物。或云牛病乃生黄者，非也。**清心解热，利痰凉惊，通窍辟邪。治中风入脏，惊痫口噤**，心热则火自生焰，肝热则木自生风。风火相搏，胶痰上壅，遂致中风不语。东垣曰：中脏宜之。风中腑及血脉者用之，反能引风入骨，如油入面。按：中风中脏者重，多滞九窍；中腑稍轻，多着四肢。若外无六经形症，内无便溺阻隔，为中经络，为又轻。初宜顺气开痰，继宜养血活血，不宜专用风药。大抵五脏皆有风，而犯肝者为多。肝属风木而主筋，肝病不能营筋，故有舌强口噤，喎邪瘫痪，不遂不仁等症。若口开为心绝，手撒为脾绝，眼合为肝绝，遗尿为肾绝，吐沫鼻鼾为肺绝。发直头摇、面赤如妆、汗缀如珠者，皆不治。若止见一二症，犹有可治者。**小儿百病**，皆胎毒痰热所生。儿初生时未食乳，用三五厘，合黄连、甘草末蜜调，令咽之良。**发痘堕胎**。善通窍。

牛有黄，必多吼唤，以盆水承之，伺其吐出，迫喝即堕水，名生黄，如鸡子黄大，重叠可揭。轻虚气香者良。观此则非病，乃生黄矣。杀死，角中得者名角黄，心中者名心黄，肝、胆中者名肝胆黄。成块成粒，总不及生者。但磨指甲上，黄透甲者为真。骆驼黄极易得，能乱真。得牡丹、菖蒲良。聪耳明目。人参为使，恶龙骨、龙胆、地黄、常山。

阿胶　平补而润。

甘，平。清肺养肝，滋肾益气，肺主气，肾纳气。和血补阴，肝主血，血属阴。除风化痰，润燥定喘，利大小肠。治虚劳咳嗽，肺痿吐脓，吐血衄血，血淋血痔，肠风下痢，伤暑伏热成痢者，必用之。妊娠血痢尤宜。腰酸骨痛，血痛血枯，经水不调，崩带胎动，或妊娠下血，酒煎服。痈疽肿毒及一切风病。泻者忌用。大抵补血与液，为肺、大肠要药。寇宗奭曰：驴皮煎胶，取其发散皮肤之外。用乌者，取其属水以制热则生风之义，故又治风也。陈自明曰：补虚用牛皮胶，去风用驴皮胶。杨士瀛曰：小儿惊风后，瞳人不正者，以阿胶倍人参服最良。阿胶育神，人参益气也。按：阿井乃济水伏流，其性趋下，用搅浊水则清，故治瘀浊及逆上之痰也。

用黑驴皮、阿井水煎成。苏颂曰：《本经》阿胶亦用牛皮，是二胶可通用。牛皮胶制作不精，故不堪用。以黑光带绿色、夏月不软者真。剉炒成珠，或面炒、蛤粉炒去痰、蒲黄炒止血。酒化、水化、童便和用。得火良，山药为使，畏大黄。

羚羊角　泻心肝火。

苦、咸，微寒。羊属火，而羚羊属木，入足厥阴肝、手太阴、少阴经肺、心。目为肝窍，此能清肝，故明目去障。肝主风，其合在筋，此能祛风舒筋，故治惊痫搐搦，骨痛筋挛。肝藏魂，心主神明，此能泻心肝邪热，故治狂越僻谬，梦魇惊骇。肝主血，此能散血，故治瘀滞恶血，血痢肿毒。相火寄于肝胆，在志为怒。《经》曰：大怒则形气绝，而血菀于上。【菀，同郁。】此能下气降火，故治伤寒伏热，烦懑气逆，食噎不通。羚之性灵，而精在角，故又辟邪而解诸毒。昂按：痘科多用以清肝火，而《本草》不言治痘。

出西地。似羊而大，角有节，最坚劲，能碎金刚石与貘骨。貘，音麦，能食铁。夜宿防患，以角挂树而栖。角有挂纹者真。一边有节而疏，乃山驴、山羊，非羚也。多两角，一角者胜。剉研极细，或磨用。

鹿茸　大补阳虚。

甘，温。一云咸热。纯阳。生精补髓，养血助阳，强筋健骨。治腰肾虚冷，《百一方》：鹿角屑熬黄为末，酒服，主腰脊虚冷刺痛。四肢酸痛，头眩眼黑，崩带遗精，一切虚损劳伤，惟脉沉细、相火衰者宜之。

鹿角初生，长二三寸，分歧如鞍，红如玛瑙、破之如朽木者良。太嫩者，血气未足，无力。酥涂微炙用，不涂酥则伤茸。或酒炙。不可嗅之，有虫恐入鼻颡。猎人得鹿，繁之取茸，然后毙鹿，以血未散故也。最难得不破、未出血者。沈存中《笔谈》云：凡含血之物，肉易长，筋次之，骨最难长。故人二十岁，骨髓方坚。麋、鹿角无两月长至二十余斤，凡骨之长，无速于此，草木亦不及之。头为诸阳之会，钟于茸角，岂与凡血比哉！〇鹿，阳兽，喜居山；麋，阴兽，喜居泽。麋似鹿，色青而大。皆性淫，一牡辄交十余牝。麋补阴，鹿补阳，故冬至麋角解，夏至鹿角解也。麋、鹿茸角，罕能分别。雷敩曰：鹿角胜麋角。孟诜、苏恭、苏颂，并云麋茸、麋胶胜于鹿。时珍曰：鹿补右肾精气，麋补左肾血液。

鹿角　咸温。

生用则散热行血，消肿。醋磨，涂肿毒。为末酒服，治折伤。《医余》曰：有臁疮赤肿而痛，用黄柏凉药久不愈者，却当用温药，加鹿角灰、发灰、乳香之类。此阴阳寒暑往来之理也。辟邪，治梦与鬼交。酒服一撮，鬼精即出。能逐阴中邪恶血。炼霜熬膏，则专于滋补。时珍曰：鹿仍仙兽，纯阳多寿，能通督脉。又食良草，故其角、肉食之，有益无损。鹿，一名斑龙。西蜀道士尝货斑龙丸，歌曰：尾闾不禁沧海竭，九转灵丹都漫说。惟有斑龙顶上珠，能补玉堂关下穴。盖用麋茸与胶、霜也。

造胶、霜法

取新角寸截，河水浸七日，刮净，桑火煮七日，入醋少许，取角捣成霜用。其汁加无灰酒熬成膏用。畏大黄。鹿峻，鹿相交之精也。设法取之，大补虚劳。

麝香 <small>宣，通窍。</small>

辛，温，香窜。开经络，通诸窍，透肌骨，暖水脏。治卒中诸风诸气，诸血诸痛，痰厥惊痫。<small>严用和云：中风不醒者，以麝香、清油灌之，先通其关。东垣曰：风病在骨髓者宜之。若在肌肉用之，反引风入骨，如油入面。时珍曰：严氏言风病必先用，东垣谓必不可用，皆非通论。若经络壅闭，孔窍不利者，安得不用为引导以开通之耶？但不可过耳。</small>**昂按：**<small>据李氏之言，似仍以严说为长。《广利方》中恶客忤垂死，麝香一钱，醋和灌之。</small>癥瘕瘴疟，鼻窒耳聋，目翳阴冷。辟邪解毒，杀虫堕胎。坏果败酒，治果积、酒积。<small>东垣曰：麝香入脾治肉，牛黄入肝治筋，冰片入肾治骨。</small>

研细用。凡使麝香，用当门子尤妙。忌蒜。不可近鼻，防虫入脑。<small>麝见人捕之，则自剔出其香为生香，尤难得。其香聚处，草木皆黄。市人或捣荔枝核伪之。</small>

鳞介鱼虫部

龙骨 <small>涩精，固肠，镇惊。</small>

甘涩，微寒。入手足少阴<small>心、肾</small>、手阳明<small>大肠</small>、足厥阴经<small>肝</small>。能收敛浮越之正气，涩肠益肾，安魂镇惊，辟邪解毒。治多梦纷纭，惊痫疟痢，吐衄崩带，遗精脱肛，大小肠利，固精止汗，定喘，<small>气不归元则喘。</small>敛疮，皆涩以止脱之义。<small>"十剂"曰：涩可去脱，牡蛎、龙骨之属是也。</small>

白地锦纹，舐之粘舌者良。<small>人或以古圹灰伪之。</small>酒浸一宿，水飞三度用。或酒煮、酥炙、火煅，亦有生用者。又云水飞，晒干，黑豆蒸过用。<small>否则着人肠胃，晚年作热。</small>忌鱼及铁，畏石膏、川椒、得人参、牛黄良。<small>许洪云：牛黄恶龙骨，而龙骨得牛黄更良，有以制伏也。</small>

龙齿 <small>涩，镇惊。</small>

涩，凉。镇心安魂。治大人痉癫狂热，小儿五惊十二痫。<small>《卫生宝鉴》曰：龙齿安魂，虎睛定魄。龙属木，主肝，肝藏魂。虎属金，主肺，肺藏魄也。</small>治同龙骨。

白花蛇 <small>宣，祛风湿。</small>

甘、咸而温。蛇善行数蜕，如风之善行数变。花蛇又食石南，<small>食石南藤花叶。石南辛苦治风。</small>故能内走脏腑，外彻皮肤，透骨搜风，截惊定搐。治风湿瘫痪，大风疥癞。<small>《开宝本草》云：治中风口面㖞邪，半身不遂。《经疏》云：前症定缘阴虚血少、内热而发，与得之风湿者殊异，白花蛇非所宜也，宜辨。凡服蛇酒药，切忌见风。</small>

出蕲州。龙头虎口，黑质白花，胁有二十四方胜，腹有念珠斑，尾有佛指甲，虽死而眼光不枯。他产则否。头尾有毒，各去三寸。亦有单用头尾者。酒浸三日，去尽皮骨。大蛇一条，只得净肉四两。

海狗肾　一名腽肭脐。补肾，助阳。

甘、咸，大热。补肾助阳。治虚损劳伤，阴痿精冷，功近苁蓉、锁阳。出西番，今东海亦有之。似狗而鱼尾。置器中长年湿润，腊月浸水不冻。置睡犬旁，犬惊跳者为真。或曰：连脐取下，故名脐。或曰：乃腽肭兽之脐也。**昂按**：两名不类，恐一是海鱼之肾。一是山兽之脐也。《纲目》以此条入兽部。

海螵蛸　一名乌贼骨。宣，通经络，祛寒湿。

咸走血，温和血。入肝肾血分。通血脉，祛寒湿，治血枯，《内经》血枯，治之以乌鲗骨。血瘕，血崩血闭，腹痛环脐，阴蚀肿痛，烧末酒服。疟痢疳虫，目翳泪出，聤耳出脓。性能燥脓收水。为末，加麝少许，掺入。厥阴、少阴肝、肾经病。

出东海。亦名墨鱼。腹中有墨，书字逾年乃灭。常吐黑水，自罩其身，人即于黑水处取之。取骨，血卤浸，炙黄用。恶附子、白及、白敛。能淡盐。

龟板　补阴，益血。

甘，平，至阴，属金与水。补心益肾，滋阴资智。性灵，故资智通心、益肾以滋阴。治阴血不足，劳热骨蒸，腰脚酸痛，久泻久痢，能益大肠。久嗽痎疟，老疟也。或经数年，中有痞块，名疟母。癥瘕崩漏，五痔产难，为末酒服，或加芎、归、煅发。阴虚血弱之症。益阴清热，故治之。时珍曰：龟、鹿皆灵而寿。龟首常藏向腹，能通任脉，故取其甲，以补心、补肾、补血，以养阴也。鹿首常返向尾，能通督脉，故取其角，以补命、补精、补气，以养阳也。**昂按**：《本草》有鹿胶而不及龟胶，然板不如胶，诚良药也。合鹿胶，一阴一阳，名龟鹿二仙膏。

大者良。上下甲皆可用。酥炙或酒炙、猪脂炙，煅灰用。洗净捶碎，水浸三日用。桑柴熬膏良。自死败龟尤良，得阴气更全也。恶人参。

龟尿　走窍透骨，染须发，治哑聋。以镜照之，龟见其影，则淫发而尿出。或以猪鬃、松毛刺其鼻，尿亦出。

鳖甲　补阴，退热。

咸，平，属阴，色青入肝。治劳瘦骨蒸，往来寒热，温疟疟母，疟必暑邪，类多阴虚之人，疟久不愈，元气虚羸，邪陷中焦，则结为疟母。鳖甲能益阴、除热而散结，故为治疟要药。腰痛胁坚，血瘕痔核，咸能软坚。经阻产难，肠痈疮肿，惊痫斑痘，厥阴血分之病。时珍曰：介虫阴类，故皆补阴。或曰：本物属金与土，故入脾肺而治诸症。

色绿九肋，重七两者为上。醋炙。若治劳，童便炙，亦可熬膏。

鳖肉 凉血补阴，亦治疟痢。煮作羹食，加生姜、砂糖，不用盐、酱，名鳖糖汤。恶矾石，忌苋菜、鸡子。鳖色青，故走肝益肾而除热。龟色黑，故通心入肾而滋阴。阴性虽同，所用略别。

鳖胆味辣，可代椒解腥。

牡蛎 涩肠，补水，软坚。

咸以软坚、化痰，消瘰疬结核，老血瘕疝。涩以收脱，治遗精崩带，止嗽敛汗，或同麻黄根、糯米为粉扑身，或加入煎剂。固大小肠。微寒以清热补水，治虚劳烦热，温疟赤痢，利湿止渴，为肝肾血分之药。王好古曰：以柴胡引之，去胁下硬；茶引之，消颈核；大黄引之，消股间肿。以地黄为使，益精收涩，止小便利；以贝母为使，消积结。盐水煮一伏时，煅粉用。亦有生用者。贝母为使，恶麻黄、辛夷、吴茱萸，得甘草、牛膝、远志、蛇床子良。海气化成，纯雄无雌，故名牡。

僵蚕 轻，宣，去风，化痰。

辛、咸，微温。僵而不腐，得清化之气，故能治风化痰，散结行经。蚕病风作僵，故因以治风，能散相火逆结之痰。其气味俱薄，轻浮而升，入肺肝胃三经。治中风失音，头风齿痛，喉痹咽肿，炒为末，姜汤调下一钱，当吐出顽痰。丹毒瘙痒，皆风热为病。瘰疬结核，痰疟血病，崩中带下，风热乘肝。小儿惊疳，肤如鳞甲。由气血不足，亦名胎垢，煎汤浴之。下乳汁，灭瘢痕。若诸症由于血虚而无风寒客邪者勿服。

以头蚕色白条直者良。糯米泔浸一日，待桑涎浮出，漉起焙干，拭净肉毛口甲，捣用。恶桑螵蛸、茯苓、茯神、桔梗、萆薢。

蚕茧 甘，温。能泻膀胱相火，引清气上朝于口，止消渴。蚕与马，并属午，为离，主心。作茧退藏之际，故缲丝汤饮之，能抑心火而治消渴。痈疽无头者，烧灰酒服。服一枚出一头，二枚出二头。

雄蚕蛾 气热性淫，主固精强阳，交接不倦。蚕退纸烧存性，入麝少许，蜜和，敷走马牙疳，加白矾尤妙。《百一方》：蚕纸烧灰，酒水任下，能治邪祟、发狂、悲泣。

蝉蜕 轻，散风热。

蝉乃土木余气所化，饮风露而不食。其气清虚而味甘寒，故除风热。其体轻浮，故发痘疹。其性善蜕，故退目翳，催生下胞。其蜕为壳，故治皮肤疮疡瘾疹。与薄荷等分为末，酒调服。其声清响，故治中风失音。又昼鸣夜息，故止小儿夜啼，

蝉类甚多，惟大而色黑者入药。洗去泥土、翅足，浆水煮，晒干用。攻毒全用。

蝎　宣，去风。

辛、甘，有毒。色青属木，故治诸风眩掉，皆属肝木。惊痫搐掣，口眼㖞邪，白附、僵蚕、全蝎等分为末，名牵正散。酒服二钱，甚效。疟疾风疮，耳聋带疝，厥阴风木之病。东垣曰：凡疝气带下，皆属于风。蝎乃治风要药，俱宜加而用之。汪机曰：破伤风，宜以全蝎、防风为主。类中风、慢脾惊属虚者忌用。

全用去足焙，或用尾，尾力尤紧。形紧小者良。人被螫者，涂蜗牛即解。

蜈蚣　宣，去风。

辛，温，有毒。入厥阴肝经。善走能散，治脐风噤口，炙末，猪乳调服。惊痫瘰疬，蛇癥，能制蛇。疮甲，趾甲内恶肉突出，俗名鸡眼睛。蜈蚣焙研敷之，以南星末醋调，敷四围。杀虫，古方治疰噎多用之。堕胎。

取赤足黑头者，火炙，去头足尾甲，将荷叶火煨用，或酒炙。畏蜘蛛、蜓蚰、不敢过所行之路，触着即死。鸡屎、桑皮、盐。中其毒者，以桑汁、盐、蒜涂之。被咬者，捕蜘蛛置咬处，自吸其毒。蜘蛛死，放水中，吐而活之。